Dra. Andréa Badin

VIVA O BEM-ESTAR SEM FUMAR

Tudo que você precisa para parar de fumar de forma tranquila, segura e definitiva

Presidente do conselho:
Maurício Sita

Presidente:
Alessandra Ksenhuck

Vice-presidentes:
Cláudia Pires e Julyana Rosa

Diretora de projetos:
Gleide Santos

Capa:
Rubens Lima

Projeto gráfico e diagramação:
Alexandre Alves

Revisão:
Ivani Rezende

Dados Internacionais de Catalogação na Publicação (CIP)
(eDOC BRASIL, Belo Horizonte/MG)

Badin, Andréa.
B136v Viva o bem-estar sem fumar / Andréa Badin. – São Paulo, SP: Literare Books International, 2024.
168 p. : foto. ; 14 x 21 cm

ISBN 978-65-5922-661-0

1. Autoconhecimento. 2. Bem-estar. 3. Técnicas de autoajuda. I. Título.

CDD 158.1

Elaborado por Maurício Amormino Júnior – CRB6/2422

Literare Books International.
Alameda dos Guatás, 102 – Saúde– São Paulo, SP.
CEP 04053-040
Fone: +55 (0**11) 2659-0968
site: www.literarebooks.com.br
e-mail: literare@literarebooks.com.br

MISTO
Papel | Apoiando o manejo florestal responsável
FSC® C196274

SUMÁRIO

AGRADEÇO A DEUS, por me capacitar na missão de proporcionar uma nova vida àqueles que antes estavam presos à dependência do cigarro.

Aos meus pais, Luiz e Ana, meus grandes exemplos de integridade, cultivo de vida interior e bom senso inabalável, um presente imensurável de Deus em minha vida!

A meu marido Luiz Eduardo Badin, por acreditar em meus projetos, sonhar comigo e investir em meu contínuo aprimoramento profissional.

A meus filhos Maria Rafaela, Calil e João Pedro, pelas pessoas de bem que são; tudo em minha vida. Cada um a seu modo sempre presente, entendendo e apoiando a mãe para que este livro pudesse ser escrito.

À minha irmã Ana Luiza, amiga de todas as horas e grande parceira profissional, que me fez o convite inicial para a atuação neste segmento da saúde, caminhou comigo durante anos na atuação prática, tornando possível o atendimento de centenas de pacientes, meu profundo agradecimento e admiração. Sua participação está presente ao longo do conteúdo desta obra. Quando me refiro a "nossos pacientes" ou "nosso tratamento", estou sempre me lembrando de você, que me ajudou a construir esta Metodologia.

Aos parceiros profissionais que, ao longo de todos esses anos, encaminharam e confiaram seus pacientes fumantes ao meu tratamento. Meu profundo agradecimento e admiração pelo profissionalismo responsável, em prol da saúde e melhoria na qualidade de vida de seus pacientes.

A todos os pacientes que chegaram à cessação do tabagismo confiando neste tratamento. Estes não fumantes me permitiram partilhar de perto suas histórias de vida, suas emoções e reações antes, durante e após o tratamento para a cessação do fumar. Esses históricos se constituíram em um material precioso para a construção de conhecimentos neste segmento da saúde, no aperfeiçoamento e na inovação desta Metodologia ao longo desses anos.

DEUS E O SENTIDO DA VIDA

"A consciência de uma missão a cumprir arranca energia das próprias raízes de nosso ser e nos impulsiona para nosso último destino. Faz-nos retroceder até a origem de nossos dias, recolhendo toda a força vital de nossa existência – herança, sangue, sonhos jovens, recordações animadoras, experiências e conhecimento, fecundos desejos, paixões e entusiasmos – lança-nos para o futuro, para a plenitude de nosso ser. Quem está entregue a si mesmo e não à sua missão é um homem à deriva; ai daquele que não se sinta convocado! Ai daquele que não tenha encontrado ainda a nobre paixão pela qual vale a pena lutar e vale a pena morrer! Ai daquele que, depois de encontrá-la, a tenha perdido! Não se curve sobre suas próprias coisas, autoanalisando seus sentimentos, perdendo-se no labirinto de seus psicologismos, contando suas feridas, lamentando-se de seus fracassos, drogando-se com suas fantasias, interrogando o mundo, os outros e Deus sobre o que podem dar para ser feliz! Levante a cabeça! Olhe para Deus. Escuta o que Ele tem que dizer. Deixa-se interrogar por Ele para saber o que deve dar ao mundo, aos outros e a Deus. Renuncia ao que seja necessário. Não queira ser tudo para terminar sendo nada. Decide-se para definir-se. Sê fiel ao que Deus quer. Ama a missão que Ele confia a você apaixone-se por ela. Deixe-se transportar por sua força como a corrente do rio transporta em suas costas a barca e seus afanes para o mar! O Senhor te pede; '*Duc in altum* (Lc.5,4)'. Navega para o alto-mar da tua vocação! Deus espera de você uma alta responsabilidade, porque quer levar-lhe a uma altíssima felicidade".

Rafael Llano Cifuentes[1]

1. Dom Rafael Llano Cifuentes foi um bispo da Igreja Católica, emérito da diocese de Nova Friburgo, canonista e escritor, autor de inúmeros livros de conteúdo ascético-espiritual e pastoral. Conhecido pelo seu trabalho pastoral junto aos jovens e dedicação ao apostolado com as famílias.

PREFÁCIO

Cenas da minha vitória contra o cigarro

Por Amaury de Moraes Silveira[2]

Minha memória não é a melhor coisa do Mundo. Tenho inveja de um irmão que se lembra de coisas intrauterinas (segundo o próprio). Eu me lembro de músicas e paixões. Todas platônicas, está certo, mas eram paixões. E me lembro de todas as passagens da minha iniciação com o cigarro. São tantas que daria um livro.

Todas as emoções, sensações que eu tive sempre estiveram acompanhadas pelo cigarro. Este me fortalecia. Mais do que o álcool que, diga-se de passagem, nunca conseguiu me elevar ao nirvana que o cigarro me oferecia (só me dava ressaca).

Quando o acendia, o Mundo me pertencia. O fato de aspirar aquela fumaça m-a-r-a-v-i-l-h-o-s-a me tornava um "super-hiper-homem" (na época pré-Viagra).

Um uísque antes e um cigarro depois foi a base da minha formação/educação/sexual. Só não me avisaram que era melhor dormir depois que fumar. E eu dormia. Os jovens de hoje não sabem o que foi viver em uma época politicamente incorreta.

2. Amaury de Moraes Silveira, dentista, está sem fumar desde 2004.

Fumávamos em ônibus, avião, salas de aula, cinema. Ok. É bom nem lembrar, porque vão acabar nos culpando por tudo de ruim que ocorre hoje.

E o tempo só me ensinou que eu perdi tempo. Plagiando Vinícius de Moraes, cheguei tarde nos amores. Fui pai tarde. O cigarro sempre presente.

Poesias à parte, o cigarro passou a ter um papel dúbio em minha vida a partir da minha evolução profissional e do nascimento das minhas filhas.

Alguns fatos marcaram a minha trajetória com o cigarro e ficaram registrados como cenas.

Cena 1 – Um paciente empresário relatou que, apesar de gostar muito de mim, não seria mais meu cliente e iria tratar com um assistente meu. Perguntei o motivo e ele respondeu na lata: "Você fede cigarro". Não me sensibilizei, continuei fumando e perdi um (ótimo) cliente.

Cena 2 – Ao relatar a intenção de parar de fumar a um paciente, que é um famoso radialista, ele se levantou da cadeira odontológica, pediu-me um cigarro, colocou-o em pé no chão (tipo malabarismo) e, do alto de sua sapiência, perguntou: "Você está vendo este cigarro? Olhe o tamanho dele. Você vai deixá-lo te dominar? Você pode pisar e acabar com ele. Você é maior que ele". E eu não pisei, continuei fumando e... perdi outro cliente.

Cena 3 – Agora é para valer! Amigos falaram: "Se o Amaury parou, nós paramos também". Pois é. Três amigos meus pararam. E eu voltei. De besta (ou falta de orientação).

Estava em São Paulo com os amigos em um congresso odontológico e, toda noite, no *lobby* do hotel, nos reuníamos para comer e beber. Nesse embalo, resolvi fumar só "unzinho". E foi só "unzinho" mesmo. No dia seguinte, só "outrozinho". Isso me deu uma tremenda confiança. Domino o cigarro. Estou feliz.

Volto para casa e continuo com "unzinho" à noite. Sou um homem realmente feliz. Consegui atingir o ideal de todo fumante. Controlar o cigarro, ter o domínio sobre ele.

Depois de uns dias, pensei: Já que domino "unzinho", vou fumar "unzinho" de manhã e outro à noite. Eu domino. E assim foi até eu achar que podia fumar "unzinho" de manhã, outro depois do almoço – que delícia – e outro à noite. Resumindo, voltei a fumar tudo de novo. Pior: em maior quantidade (acho que para recuperar o tempo perdido).

E o cigarro voltou com tudo em minha vida. Minhas filhas Bruna e Paula me cobrando. Minhas filhas me enchendo:

— Não pode fumar dentro de casa.

— Eu posso.

— Não pode fumar no carro.

— Eu posso. O carro e a casa são meus.

— Quem ensinou isso para vocês, suas pirralhas?

— Quem ensinou a questionar seu pai?

— Foi na escola.

— E é para isso que eu pago escola? Para ensinar a enfrentar o pai?

Hoje agradeço ao pessoal da escola. No entanto, que foi duro aguentar, foi.

Cena 4 – Comecei a viajar frequentemente para os Estados Unidos. E a conviver com a proibição de não poder fumar em hotéis, bares, restaurantes etc. No maior frio, tinha que sair à rua para fumar.

Com luva, é horrível. A fumaça quase não sai e fica tudo fedendo. Comecei a me sentir um idiota. Entretanto, o cigarro era mais forte e eu sempre voltava para o calor do Brasil.

Cena 5 – Um amigo/irmão, fumante e parceiro de tudo, resolveu ter uma lesão na língua. Vamos dizer que fiquei um pouco "chateado", pois o médico disse que ele teria de parar de fumar – "ridículos esses médicos!". Como eu sabia que seria difícil para esse amigo/irmão parar de fumar, falei (sem pensar) que pararia também em solidariedade.

Então, fiz um *check-up*. Resultados todos bons: colesterol, triglicerídeos, pulmão, coração. Segundo meu cardiologista, meu coração só morreria de amor. Então, pensei: "Hora boazinha essa para parar de fumar, enquanto a faca não está no peito. Mas como?".

Das outras vezes, não deu certo. E eu prometi para o amigo parar.

Cena 6 – Um paciente/médico – excelente pneumologista – falou sobre "umas meninas" que estavam com um programa para ajudar pessoas a pararem de fumar. Já tinha ouvido falar desse "povinho que fazia essas bruxarias". Alguns pacientes já tinham feito esse programa e pararam. E aí residia o problema.

Existem aqueles que têm opinião e falam: "Vou parar de fumar". E param. E saem por aí dizendo: "Você é um fraco! Eu parei assim: sem sofrer, sem nada. É só querer". Que ódio! Nós nos sentimos o cocô do cavalo do bandido. Tenho outro amigo/irmão que é assim. Ele fumou muito pouco, parou (méritos), mas ficou (e fica) uma vida tripudiando. Inclusive, acho que ele começou a fumar só para poder parar e ficar azucrinando os outros.

Assim, a sensação de fracasso é enorme mesmo antes de começar a pensar em parar de fumar.

No entanto, quando o paciente/médico me contou das "meninas", a princípio fiquei entusiasmado. Depois, veio o medo: "E se funcionar?".

Pois é. Acredito que o maior pavor de qualquer um que vai ou quer parar de fumar é: E se funcionar? E se der certo? É o grande medo inicial. E se realmente eu parar de fumar? O que vai ser de mim?

O que vai ser da minha vida sem o cigarro? É o único prazer que eu tenho e outras desculpas. O medo de dar certo é real. Como também é real a maior mentira que eu contava (para mim mesmo): "Não estou preparado psicologicamente para parar", "Não estou no meu melhor momento para parar" ou "Quando acalmar, estabilizar etc. etc.".

Cena 7 – Criei coragem e liguei para o paciente/médico e pedi para ele interceder e marcar uma hora para mim. Sua secretária retornou dizendo o dia da consulta. Quase um mês depois. Achei que ia desanimar, mas resignadamente esperei.

Chegou o dia. Fui.

Foi me dado um questionário para preencher, fizeram algumas perguntas, falaram alguma coisa sobre meu perfil de fumante, outras coisas que não me lembro (de novo) e – pasmem – me disseram: "Vamos analisar seu perfil de fumante e arrumar um grupo em que você se encaixe". Saí como entrei. E acendi um cigarro.

Cena 8 – Mais de um mês e nada. Cheguei a achar que elas tinham desistido de mim. "É, o caso dele é impossível" – pensei dentro da minha paranoia. Um belo dia, recebo um recado para comparecer tal dia e tal hora para dar início ao tratamento.

Fui e (acho que elas fazem de propósito) encontrei mais três pessoas no *hall* esperando. Passa o tempo, começamos a conversar e, de repente, somos convidados para subir em um lugar aberto e – pasmem de novo! – era permitido fumar. Lógico que todos nós acendemos um cigarro

Logo, elas chegaram pedindo desculpas pelo pequeno atraso.

Colocaram-nos na sala. Bem, se você, leitor, for fumante e quiser saber o final desta história, recomendo o programa.

Se não for, parabéns pela paciência de ler até aqui.

Cena 9 e final – Meu muito obrigado. São mais de 14 anos sem fumar graças a vocês – melhor dizendo, graças a seus esforços e dedicação.

Também agradeço o fato de não ter me tornado um xiita do cigarro. Não fumo, mas não me incomodo que fumem.

Só não suporto o cheiro de pessoas fedendo cigarro.

O que valeu e está valendo é a autoestima de ter conseguido parar de fumar. Cada dia é uma vitória. Isso me levou a rever alguns conceitos de vida, como me cuidar melhor, me alimentar melhor, fazer exercícios. Provei para mim mesmo que sou capaz.

"O que valeu e está valendo é a autoestima de ter conseguido parar de fumar. Cada dia é uma vitória. Provei para mim mesmo que sou capaz."

APRESENTAÇÃO

Muitas pessoas vivem um verdadeiro dilema em suas vidas: a certeza de que precisam parar de fumar e, ao mesmo tempo, um verdadeiro pânico só em pensar em passar por esse processo.

Se você está vivendo esta situação ou mesmo se conhece ou convive com alguém vivendo isso, eu tenho uma excelente notícia para você: sabia que parar de fumar não é uma simples questão de força de vontade, raça ou opinião? Isso mesmo. Muitas pessoas vão passar a vida toda fumando pelo desconhecimento de que o tabagismo é uma doença que pode e deve ser tratada. Sabe por que eu digo isso? Porque há 20 anos venho acompanhando pessoas no processo de parar de fumar, atuando na prática neste segmento da saúde e colhendo os frutos desse trabalho com meus pacientes livres, definitivamente, do tabagismo.

Eu me envolvi e continuo me dedicando de tal forma a esse segmento da saúde que, desde o início de meu trabalho, até hoje, incentivo meus pacientes a registrarem essa descoberta que mudou suas histórias, que permitiu a muitos e continua permitindo o resgate deste que é o maior dos presentes – na verdade, um dom de Deus para cada um de nós – a vida.

Se você fuma ou conhece alguém que fuma, eu te convido para vir adquirir na leitura deste livro os conhecimentos que possibilitaram a meus pacientes não apenas pararem de fumar, mas o que tornou esse processo em algo definitivo em suas vidas, libertando-os dos medos e das inseguranças típicas que ameaçam tantos ex-fumantes a voltarem a fumar. Parar de fumar pode ser bem mais tranquilo do que você imagina e, digo mais, é uma conquista que pode e deve ser vivenciada por todos os fumantes de forma segura e definitiva.

Venha viver esta experiência e seja você a próxima fonte de inspiração para outros fumantes. Acredite: compartilhar esta experiência e conquista passa a ser uma grande e linda missão e – por que não dizer – para muitos de meus pacientes passou a ser até mesmo um grande propósito de vida.

Dra. Andréa Badin

INTRODUÇÃO

Em quanto tempo conseguirei parar de fumar?

Um dos primeiros questionamentos dos pacientes quando chegam para consulta é: "Em quanto tempo eu vou conseguir parar de fumar?". Minha resposta clássica é: "Para mim, o mais importante é de que maneira você conseguirá parar de fumar – isso importa mais do que em quanto tempo".

Você parará em uma das fases deste programa, mas será naquela em que estiver totalmente pronto, fisiologicamente preparado e adquirido os conhecimentos de que necessita para entender o processo e saber exatamente o que está acontecendo com seu organismo e seu estado geral, etapa por etapa. Uma Metodologia transformadora.

Após anos atendendo fumantes no processo de cessação do tabagismo, foi possível compreender, com muita clareza, o universo dessa população e suas histórias de vida como fumantes. Com base nesse conhecimento, criei uma Metodologia de tratamento na qual o objetivo não é somente proporcionar condições seguras para que os pacientes parem de fumar sem ter que sofrer no processo.

O objetivo maior é que este tratamento possa vir a ser um instrumento para a transformação do momento de parar de fumar em uma oportunidade enriquecedora na vida de quem decide fazê-lo. Este Programa Cognitivo, o qual denominei *Cognição Positiva do Bem-Estar Sem Fumar*, é resultado da somatória de várias áreas do conhecimento, buscando continuamente ressignificar a grande mudança na vida dessas pessoas que, por muitos anos, identificaram uma sensação e atribuíram um significado ao cigarro que, na realidade, nunca promoveu e nunca teve – de fato – em suas caminhadas. Qual é essa sensação que a maioria dos fumantes atribui ao cigarro por longos anos de suas vidas?

É a sensação de "bem-estar".

E qual é o significado que atribuem ao cigarro?

De ser um companheiro, conselheiro ou, para algumas pessoas, o caso de amor escolhido como presença constante. Muitas vezes até em detrimento às pessoas mais importantes de suas vidas, como filhos, netos, marido, esposa, amigos etc.

O que levou e continua levando os fumantes a essa identificação e sensação é simplesmente a resposta fisiológica da dependência química à nicotina. O mais complicado dessa situação é o fator que irá mantê-los por longos anos presos à dependência.

Sem dúvida nenhuma, o que aprisiona os fumantes ao cigarro por toda a vida é o desconhecimento de que essa dependência, que um dia teve início, pode seguramente ter um fim definitivo, desde que façam o que precisa ser feito para poderem sair dessa condição.

A maioria ou quase a totalidade dos fumantes não têm acesso a esse conhecimento e custa a acreditar que é real. Meu trabalho e minha missão é difundir o conhecimento e transformar o entendimento das pessoas que fumam e suas percepções do que é bem-estar e como esse estado de desfrute da vida pode ser construído a partir do momento em que se deixa definitivamente de fumar.

A Metodologia segue as orientações e recomendações da Organização Mundial da Saúde, com base em um consenso mundial que ocorreu em Genebra, em 2003, na Convenção Quadro para Controle do Tabaco. Cada fumante é único em sua dependência e é muito comum se considerar incapaz diante dela, mas não há nenhuma novidade até aqui. Portanto, se você está pensando:

Em quais condições conseguirei parar de fumar?

Vou sofrer durante o processo?

Sentirei desespero pelo cigarro?

Será que vou aguentar ficar sem fumar?

Fique tranquilo. Todas essas questões foram levadas em conta para a formulação do tratamento. Neste livro, você receberá todos os conhecimentos necessários para parar de fumar e se sentirá acompanhado em todas as etapas.

Agora que está de posse dessas informações e, espero mais tranquilo, eu o convido para, juntos, darmos início à caminhada que mudará sua vida.

Estou muito feliz em te acompanhar neste processo.

CAPÍTULO 1

UMA ATITUDE QUE MUDARÁ A SUA VIDA

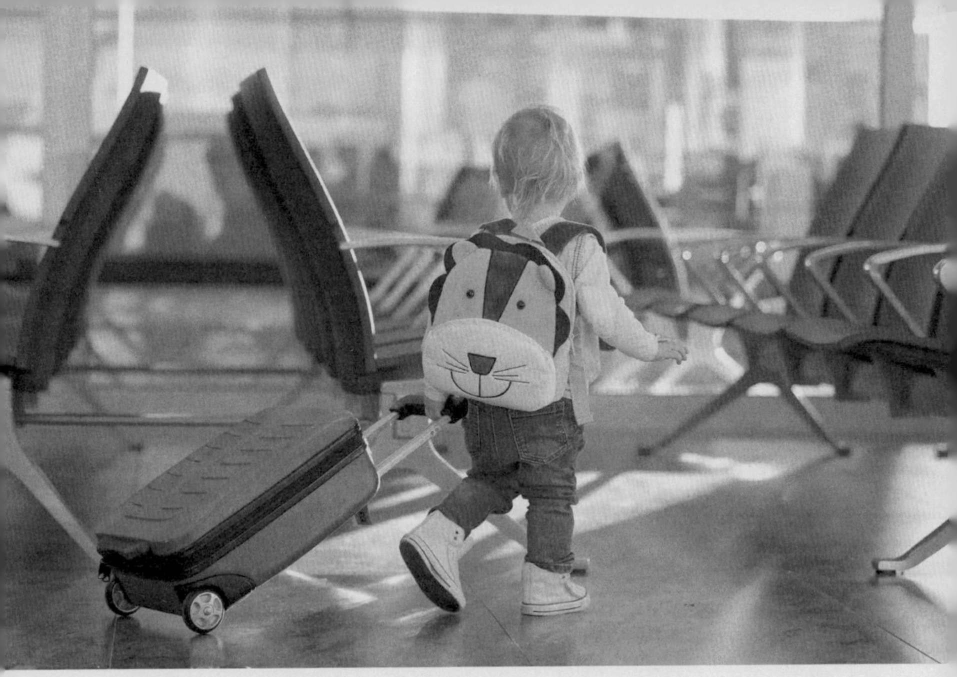

Conheça as razões que impedem muitas pessoas de reescreverem suas histórias de vida.

Aquele seria um dia como qualquer outro, para mim e para muitas pessoas, porém não para os mais de 50 funcionários de uma grande empresa, na qual iniciaria uma palestra sobre Tratamento do Tabagismo. Eu olhava pela janela do grande salão de eventos e, lá embaixo, do lado de fora, era como se fosse uma grande nuvem de fumaça cobrindo aquele grupo de pessoas reunidas, fumando alucinadamente aquele que eles imaginariam ser, talvez, o último cigarro de suas vidas... Imagine não poderiam estar mais enganados nem precisariam estar tão desesperados.

Esta cena demonstra, em pequena escala, o que na verdade acontece com a maioria da população fumante quando o assunto é parar de fumar e tudo o que se relacione com essa possibilidade.

O que estaria passando na mente daquelas pessoas ali aguardando para entrarem na palestra? Pensamentos como: preciso esperar um momento propício para parar de fumar ou, então, preciso ter força de vontade para conseguir parar de fumar.

Muitos têm convicção de ser difícil e sofrido parar de fumar e que precisam de muita organização também. Além disso, acreditam que precisarão se afastar de amigos fumantes, lidar com a irritação e com a possível obesidade. Outros ainda imaginam que a vida ficará sem graça quando pararem de fumar, como se não houvesse nada mais prazeroso, estimulante a fazer para se sentirem "bem" e "relaxados" do que "acompanhados" do cigarro do dia a dia.

Esses padrões de pensamentos são responsáveis pelo grande engano que faz com que muitos fumantes desistam, antes mesmo de começarem, e permaneçam muitos anos a mais de suas vidas fumando sem coragem de tomar a iniciativa de parar de fumar. Na sequência desta leitura, você compreenderá o motivo desses pensamentos serem enganosos.

Conheci, ao longo desses anos, no convívio com meus pacientes, suas inúmeras tentativas frustradas de pararem de fumar das maneiras mais diversas que se possa imaginar. Maneiras essas que lhes causaram grande sofrimento e enorme sensação de que nunca seriam capazes de resolver a questão. Se já viveu este dilema, certamente esta conversa faz sentido para você.

Ao longo da leitura, entenderá que esses pensamentos não passam de mitos. Isso mesmo: Mitos.

É impressionante a surpresa dos pacientes quando chegam para consulta e ficam sabendo, na primeira sessão, que é absolutamente natural não estarem se sentindo com vontade de parar de fumar e que nem é exigido que tenham força de vontade para isso. Essa é uma das melhores notícias que gosto de dar a meus pacientes quando chegam à primeira consulta. Sabe por quê? Porque, de fato, é a mais pura verdade.

Você sabia que parar de fumar não é uma questão de vontade ou de força de vontade? Se as pessoas estão cobrando de você uma postura de força de vontade para parar de fumar, é porque não sabem e não conhecem os recursos hoje existentes na área da saúde.

Em minha memória, relembro muitas reações de pacientes em que, na primeira consulta, se referem a ser aquele o melhor dia da vida deles pela mudança de rumo e de rota na história individual.

É importante dizer aqui que muitos de meus pacientes, muitos mesmo, quando chegam até mim em uma primeira consulta, revelam o seguinte: "Eu estou me preparando para vir aqui há muitos anos, já conheço seu trabalho nessa área, já fui muito recomendado a vir aqui, tenho amigos, conhecidos e parentes que pararam de fumar com seu tratamento e eles fumavam muito".

Por que será, então, que essas pessoas esperaram tanto tempo para virem à primeira consulta? Eu sei bem a razão da demora e, ao longo desta leitura, você entenderá quais são os motivos que impedem muitas pessoas de fazerem o mesmo. Como mencionei, a melhor parte da primeira consulta é presenciar a mudança de semblante, de respiração, de emoção daqueles que chegam carregando um pesadíssimo fardo, do qual precisam se livrar, e encontram em mim uma esperança de ajudá-los.

Essa é a descrição que faço de meu primeiro momento com essas pessoas que fumaram por 10, 20, 30, 40, 50, 60 anos da própria vida, que jamais se imaginariam capazes de parar de fumar, se sentindo pela primeira vez com uma nova percepção a respeito dessa possibilidade, ou melhor, a respeito dos recursos possíveis para obterem a grande conquista em suas vidas, independentemente do tempo que tenham fumado ou mesmo da quantia de cigarros que fumam.

O melhor de toda a história, segundo elas mesmas me dizem, é saber que o processo acontece, independentemente da vontade de não fumar, ou seja, mesmo que não se sintam com vontade de parar de fumar, se fizerem tudo o que podem fazer e que precisa ser feito, conseguirão o resultado de forma definitiva, desde que não desejem voltar a fumar por livre e espontânea decisão, é claro. A liberdade de escolha de permanecer definitivamente sem fumar, após terem conseguido parar, também será uma possibilidade que precisa ser apresentada aqui, pois o livre-arbítrio sempre existirá e essa liberdade continuará existindo, porém a decisão de voltar ou não à dependência será interpretada de forma diferente por quem estiver recebendo todos os conhecimentos de que precisa.

Então, por que eu disse que esses pensamentos que impedem muitas pessoas de agir diante dessa dependência são, na realidade, grandes enganos?

Quando entendem que terão todos os recursos necessários, independentemente da vontade de não fumar e que o que garantirá um excelente resultado no processo de cessação do tabagismo será o comprometimento de cada um em seguir as recomendações da Metodologia passo a passo, mesmo que imaginem que não tenham força de vontade suficiente, começam a entender várias coisas. Então, vamos começar a desmistificar esses pensamentos?

Outro engano é imaginar que, para conseguir parar de fumar, terão que parar de frequentar alguns lugares ou de se relacionar com pessoas que fumam, isso faz com que muitos fumantes se sintam desmotivados ou verdadeiramente tristes, pois imaginam que precisarão modificar seu modo de viver ou mesmo de conviver com amigos ou outras pessoas que também fumam.

Nada mais desestimulante que uma recomendação como essa para uma pessoa que precisa resolver a questão em sua vida, e o pior, essa recomendação é fruto de uma desinformação por parte de quem as faz, pois é desnecessária e contraproducente.

Não me esqueço do que um dos meus pacientes me disse quando veio em uma das sessões, em uma das etapas do processo, primeira semana sem fumar. Ele me disse com muita satisfação que convidou a esposa para um *happy hour* e ela se assustou dizendo: "Como assim, você quer sair?". Ele respondeu: "Sim, quero sair, porque eu estou bem, não estou desanimado e quero me divertir". Detalhe, uma pessoa que, na última tentativa de parar de fumar, disse que chegava em casa às 19h e ia direto para cama, porque achava que tinha que dormir logo para "aguentar" ficar sem fumar. Assim, é possível entender a diferença entre os dois formatos?

Como se não bastasse, os fumantes imaginam que tenham que focar seus pensamentos em todos os problemas de saúde ou em todas as possíveis consequências que o cigarro causará e riscos a que estão sendo expostos se continuarem fumando. Na verdade, embora possam parecer importantes para uma tomada de decisão de parar de fumar, não é a melhor estratégia como instrumento motivador. Pensamentos e reflexões desse tipo podem causar uma ansiedade enorme e uma sensação de culpa gigantesca, especialmente na primeira fase do processo, que é a tomada de decisão, fazendo com que aumente ainda mais a necessidade de fumar. Eu posso garantir a você que existe outro modo, outra forma de olhar para a realidade e começar a mudá-la.

Existe um universo cheio de possibilidades a partir do momento em que a pessoa para de fumar, de mudanças para melhor, de atitudes e escolhas que permitirão a recuperação do tempo "perdido" na dependência. Esse é o sentimento, esses serão os pensamentos que deverão impulsionar e mobilizar todas as pessoas que precisam parar de fumar e será nesse movimento que deverão ser guiadas no processo.

Pensar que a vida lhe preparará um momento livre de problemas ou de compromissos para que tome a iniciativa de parar de fumar é, na verdade, um grande engano e uma grande cilada. As pessoas pensam que têm que esperar se dotarem de "todas as forças" que imaginam para passar pelo "sofrimento" que acreditam que sentirão no momento de parar de fumar. Sinto dizer, mas você esteve enganado esse tempo todo! Não se sinta mal. Muitas pessoas passaram muitos anos na dependência do cigarro por esses mesmos enganos e por essas mesmas preocupações.

Por isso, é muito importante que siga as orientações que darei a cada capítulo. Procure não antecipar as etapas. Cada uma tem um objetivo para que atinja seu propósito. Então, vamos lá! Ao acabar de ler este capítulo, interrompa a leitura e a retome somente após 7 (sete) dias. Durante o intervalo, apenas siga as minhas orientações.

Como sei que terá ainda mais interesse em saber o porquê dessa minha recomendação e, talvez, queira saber o que vem adiante, adianto o seguinte: você deverá continuar a fumar após a leitura deste capítulo e sem nenhuma preocupação com relação a isso, simplesmente continue fumando pelos próximos 7 (sete) dias.

Tenho certeza de que você deve estar se perguntando: "Eu comprei um livro para conseguir parar de fumar e sou orientado(a) a continuar fumando?". Por mais estranho que pareça, continuar fumando é um dos principais procedimentos que devem ser seguidos à risca. Para quem fumou durante anos, esse tempo a mais não comprometerá em nada a grande conquista que será parar de fumar. Pelo contrário, é fundamental. É importante que você respeite o tempo de espera e de preparação.

Além de continuar fumando, escolha uma atividade física de que goste e que possa praticar três vezes por semana, com duração mínima de 40 (quarenta) minutos. Pode ser caminhada, bicicleta, natação. Importante: antes de iniciar a prática, passe por uma avaliação profissional para saber se você está ou não em condições de praticar a atividade física com segurança. Minha última recomendação para esta primeira etapa: divirta-se! Vivencie essa fase com satisfação, porque tomou uma das melhores decisões de sua vida quando adquiriu este livro, mesmo que por mera curiosidade. Essa decisão poderá aumentar, significativamente, sua perspectiva de vida em muitos anos.

Reconquistar o maior e mais importante dom que recebemos de Deus, o dom da VIDA. Tomar a decisão de parar de fumar é o início da tomada de muitas outras decisões importantes e transformadoras em sua vida. Acredite, os meios utilizados para essa grande transformação poderão ser aplicados a outras pessoas. E quem nos guiará nessa grande aventura? Continuem comigo e saberão. O que posso lhes garantir é que não poderíamos estar sendo melhores guiados.

As três faces da doença nicotina-dependência

Nada como conhecer o inimigo para saber o que é preciso fazer para o derrotá-lo.

Aqui, o que considero ser o inimigo de toda e qualquer pessoa que fuma não é o cigarro na realidade, e sim o conjunto de crenças resultantes da dependência a este, pois será esse conjunto de crenças que impedirá que muitas pessoas nunca se permitam experimentar parar de fumar.

Conhecer a dependência e suas particularidades, sem as interferências das crenças que resultaram, será uma verdadeira libertação na vida de quem esteve preso à dependência por longos anos.

Você sabia que, a partir do momento em que uma pessoa se torna dependente da nicotina, a dependência fará a pessoa fumar por razões bem específicas, distintas e facilmente identificáveis?

Veja se isso que vou questionar agora faz algum sentido para você: Percebe que fuma por razões diferentes ao longo do seu dia? Explicando melhor, nem todos os cigarros estão exercendo a mesma função ou o mesmo prazer a seu organismo. Você tem ciência disso?

Eu diria que, se acendeu seu cigarro antes de iniciar a leitura deste livro, as razões que o levaram a acendê-lo foram bem distintas das razões que, provavelmente, estão fazendo você acender "ou não" outros que está ou estaria fumando nesse momento.

Alguns cigarros você precisa fumar, pois seu organismo pede ou necessita e, se não receber, trará sofrimento físico. Você poderá ter vários sintomas, desde uma desconcentração em algo que esteja fazendo, até mesmo sensações ruins, nervosismo, irritabilidade, falta de paciência extrema até que consiga receber a nicotina novamente.

Esses cigarros atendem a uma das fases da doença Nicotina-dependência, a qual se chamará *dependência química*. O tabagismo foi reconhecido como doença no ano de 1995 e inserido no CID – Classificação Internacional das Doenças – como Síndrome da Nicotina-dependência.

Entenda melhor a dependência química

Ninguém nasce fumando, mas no organismo humano existem os denominados *receptores nicotínicos*. No organismo de quem não fuma, esses receptores são ativados pela molécula Acetilcolina. É essa molécula que promove a liberação de substâncias responsáveis pela promoção de bem-estar, como sensação de prazer, redução da ansiedade, redução da fome, aumento de concentração, conforto – são os efeitos chamados *dopaminérgicos*.

Quando a pessoa começa a fumar, ocorre a seguinte mudança: quem passa a fazer o papel de ativador dos receptores nicotínicos é a nicotina presente no cigarro, de forma a promover sensações prazerosas a cada tragada. Com o passar do tempo e após repetidas vezes, o organismo se tornará dependente da nicotina para sentir prazer. A intensidade de prazer que se sente quando a pessoa começa a fumar é grande, pois a sensibilidade dos receptores à nicotina também é grande no princípio.

Porém, com o passar do tempo, vai ocorrendo uma dessensibilização desses mesmos receptores à nicotina, fazendo com que seja necessária uma dose cada vez maior de nicotina para a liberação do mesmo prazer. Na ausência da nicotina no organismo, ocorrem os sintomas clássicos e já conhecidos por quem fuma, como síndrome de abstinência, que desencadeiam irritabilidade, desconcentração, nervosismo, entre outros.

Ao sentirem esses sintomas desagradáveis da síndrome de abstinência, os fumantes buscam novamente fumar. Esse ciclo se repete enquanto durar a dependência à nicotina. Para o tratamento da dependência química, é importante avaliar o grau de dependência do paciente e, com base nessa avaliação, estabelecer as necessidades medicamentosas de cada um. Além da avaliação do grau de dependência, existem características individuais que também devem ser levadas em consideração para a definição dos medicamentos a serem indicados.

Esse esclarecimento em relação ao mecanismo de ação da nicotina no organismo é útil para o entendimento da importância de preparar o organismo de quem passará pelo processo de parar de fumar. Seja com a indicação de medicamentos ou outras Metodologias de preparação orgânica prévia à cessação do tabagismo, pois se busca promover condições fisiológicas confortáveis para o processo. Preparar o organismo para a retirada do cigarro é fundamental para um processo tranquilo e seguro, pois, estando em boas condições fisiológicas, a pessoa que vai parar de fumar poderá passar pelo momento sem traumas e sem alterações emocionais. E o mais importante: a pessoa poderá construir uma lembrança positiva do processo, o que assegurará tranquilidade e segurança de estar resolvendo, definitivamente, um dos grandes problemas de sua vida.

Percebe que outros cigarros do seu dia você acende não por que está de fato precisando muito fumar? Acende, simplesmente, porque chegou a algum local específico, está na companhia de uma pessoa específica ou mesmo porque foi ao banheiro, tomar um café ou outra bebida, entre outros momentos.

Dessa forma, esses inúmeros cigarros fumados por dia são reflexo de outra face da Nicotina-dependência, são os cigarros frutos do *automatismo* gerado ao longo dos anos em que a dependência está ativa em seu organismo.

Agora, quero chamar a atenção aos cigarros que você costuma fumar pelo simples fato de ter passado por alguma situação estressante, feliz ou desafiadora, ou seja, não está sentindo necessidade de receber nicotina. De repente, surge uma lembrança de algo que exige uma atitude ou uma reflexão mais cuidadosa, você vai e acende outro cigarro como se estivesse segurando, em suas mãos, um escudo protetor que te livrará ou ajudará a enfrentar os "perigos" do desconhecido, que pode ser uma discussão com alguém, uma tomada de decisão, um encontro há muito esperado, uma reunião profissional, uma consulta médica, um exame que precisa saber o resultado, são inúmeras as possibilidades aqui nesse ponto.

Pois bem, esses cigarros são reflexo do que se identifica como *dependência emocional* do tabagismo.

Entenda melhor a dependência psicológica

Certamente, você já deve ter escutado de quem fuma que a dependência psicológica é pior do que a fisiológica. Pela experiência de anos acompanhando meus pacientes, posso garantir que essa afirmação não é verdadeira. Embora exista uma alteração da quantia e da forma de fumar, conforme situações emocionais diversas, isso é normal. E acontece em função da própria dependência química, que gera abstinência durante os intervalos entre um cigarro e outro, provocando ansiedade pelo próximo cigarro em um ciclo que se repete enquanto existir a dependência.

Em um estado de maior estresse, ou mesmo euforia, é comum que exista maior ou menor necessidade de fumar e são essas situações que envolvem a dependência psicológica. Em um tratamento adequado, o paciente adquire conhecimentos importantes a respeito da própria fisiologia de cessação da dependência. São esses conhecimentos que promovem uma nova percepção em relação ao momento de parar de fumar e podem ser considerados totalmente terapêuticos, tanto quanto os próprios medicamentos disponíveis, de forma a minimizar os medos, as preocupações e as inseguranças.

Tratando a dependência química de nicotina, é possível resolver também as questões relativas à dependência emocional, especialmente quando o paciente é acompanhado por um profissional especializado. As mudanças vivenciadas pelo tratamento aqui proposto – e já comprovado, como o leitor poderá ver nas próximas páginas – permitirão que a pessoa que fumou por muitos anos possa deixar de fumar, com total conforto e tranquilidade. E melhor ainda: viver novamente – sem depender da nicotina para começar cada dia.

Em relação à dependência psicológica, devem ser levadas em conta particularidades individuais, a exemplo de pessoas que possam apresentar quadros de depressão, entre outros na área da psiquiatria ou da neurologia. Nesses casos, em que a pessoa que fuma está em acompanhamento profissional para determinada patologia, torna-se mais tranquila a identificação das reais necessidades orgânicas. Da mesma forma, no momento da cessação do tabagismo, é fundamental que o acompanhamento e o tratamento específico de determinada especialidade continuem sendo feitos normalmente, já que não haverá mais o prejuízo e a interferência negativa de toda a química nociva e a dependência à nicotina do cigarro.

Ocorre que, quando uma pessoa fuma e não tem conhecimento de que possui algum tipo de desequilíbrio emocional, depressão ou qualquer outra patologia, pode delegar ao consumo do cigarro ou à abstinência toda a sintomatologia que apresenta no campo emocional não diagnosticado nem tratado. Por essas razões, muitas pessoas afirmam que a dependência psicológica, para elas, é mais acentuada em detrimento da dependência química.

A partir de agora, vamos entender as razões que justificam o fato de muitas pessoas ficarem presas à dependência do cigarro pela vida toda. Ficará claro para você o quanto a aquisição desses conhecimentos simplificará o processo de parar de fumar por esclarecer a importância de lançar mão de recursos específicos direcionados a cada fase dessa dependência e necessários em cada momento do processo de parar de fumar.

A boa notícia é que existem recursos altamente eficazes para utilizarmos para cada fase do processo de parar de fumar de forma que nenhuma fase da dependência fique desassistida, o que colocaria em risco todo o processo da cessação do tabagismo.

Vamos fazer um comparativo com uma receita. De nada adiantaria fazer apenas metade dos passos e negligenciar os demais, por melhores que forem os ingredientes, se não utilizá-los com respeito às quantidades de cada um, o modo de fazer, o tempo de preparo, tudo estaria comprometido e o resultado não seria o mesmo, concorda?

Você pode até me dizer que muitas receitas podem ser modificadas e resultar em algo até melhor. Eu não discordo por completo, porém a grande questão aqui é que, nesse caso da cessação do tabagismo, o que consideraremos como resultado desejado é, como em uma receita um ingrediente indispensável, do contrário ficaria inválida ou falha.

Quais seriam os itens imprescindíveis e indispensáveis no caso específico da maneira com que deve acontecer a cessação do tabagismo para que possamos considerá-la bem-sucedida? De que maneira uma pessoa que fumou por muitos anos deve passar pelo processo de parar de fumar para que esse processo possa ser algo definitivo em sua vida?

Como uma receita, cada etapa é importante.

Ingredientes necessários para a preparação

Reconhecer que, exceto no início do uso do cigarro, ou seja, no primeiro momento em que a pessoa acende o cigarro ou dá o primeiro trago, o ato de fumar não é uma escolha por livre-arbítrio. Depois de estar dependente da nicotina, a pessoa perde a liberdade de escolha e passa a depender dessa droga, se culpa ou se julga incapaz por não conseguir parar de fumar, mesmo após inúmeras tentativas frustradas.

Admitir que, para esta dependência, foi identificada uma Metodologia de tratamento, a qual, devidamente aplicada, promoverá os resultados da cessação do tabagismo mesmo que você considere gostar muito de fumar.

Estar disposto a seguir algumas etapas necessárias ao processo de parar de fumar, considerando-se o valor imensurável de cada uma para a eficácia do processo.

Experimentar ser guiado no processo da cessação do tabagismo e se comprometer em seguir todas as recomendações e orientações.

Aceitar o fato de que precisa resolver a questão em sua vida, independentemente de pensar que gosta muito de fumar. No decorrer do processo, você entenderá e passará a perceber algo diferente em relação ao vínculo com cigarro.

MODO DE FAZER

Estar disposto a um novo formato de parar de fumar, mesmo que lhe pareça inútil tentar. Para isso, revisar os ingredientes sempre que necessário.

Identificar qual é o grau de dependência à nicotina (ensinarei a fazer isso).

Com base no resultado da identificação do grau de dependência, partir para a preparação do processo de cessação, lançando mão dos recursos possíveis e melhores indicados para cada grau específico (apresentarei cada um deles).

Iniciar a atividade física que a pessoa considere mais prazerosa e adequada a seu perfil, algo que consiga se comprometer a fazer ao menos 3 vezes na semana. Aqui não estamos falando de algo exaustivo, além de suas capacidades, e sim de algo que promova a melhoria da circulação sanguínea de seu corpo, a liberação de endorfina e, consequentemente, será um recurso que poderá praticar por toda vida, não apenas para a missão específica de parar de fumar.

Estar aberto para conhecer, respeitar e utilizar todos os recursos que terá acesso na Metodologia, que exercerão a função específica para cada fase da doença Nicotina-dependência, garantindo o sucesso do processo da cessação do tabagismo.

Divertir-se nesse processo, não ficar pensando em como será o momento de parar, pensar apenas em seguir o passo a passo, com tranquilidade, lembrar-se constantemente de que está diante de uma receita infalível desde que seguida corretamente.

Uma viagem em grande estilo

Gosto muito de fazer um comparativo entre o fato de parar de fumar com duas situações. A primeira é a simulação de uma viagem na qual o destino já está definido e se chama "parar de fumar".

Imagine que duas pessoas estão se preparando para fazer a mesma viagem para esse destino.

Uma delas está embarcando para a viagem sabendo apenas o nome do lugar ou do destino. Não conhece o caminho, não sabe qual a distância que precisará percorrer nem tem noção do clima que enfrentará durante o percurso. Também desconhece quais roupas serão ideais para a viagem, seja no momento da partida, durante ou mesmo ao chegar ao destino.

Não conhecendo os fatores, essa pessoa estará sujeita a inúmeras variáveis que interferirão, de forma significativa, e até mesmo de forma definitiva em sua viagem. O nível de interferência dessas variáveis pode fazer até com que consiga sair em direção ao destino e percorrer uma parte do caminho.

Porém, por desconhecer exatamente qual trajeto é o ideal, mais curto, mais seguro e mais confortável, não utilizará o transporte adequado. Muitas vezes, corre até o risco de iniciar a viagem sem nenhum transporte.

O "viajante" descrito acima é a pessoa que decide parar de fumar "na raça". Esse "passageiro" – o termo é o ideal, pois os resultados poderão ser temporários – é aquele que sai a pé, descalço, sem roupas suficientes, sem mantimentos adequados e sem mapa.

É por isso que se diz que esse "viajante" sai no escuro, sozinho, sujeito ao frio e à tempestade, a enganos e armadilhas no caminho, sinalizações erradas durante o percurso que, na prática, são os conceitos errados presentes na mente dos fumantes sobre o processo de parar de fumar.

Esse viajante se encontrará – ou se perderá – muitas vezes andando em círculos, voltando sempre ao ponto inicial ou recuando, quando já havia percorrido boa parte do trajeto. A experiência da viagem será exaustiva, frustrada e até mesmo traumatizante, em função do sofrimento vivenciado na jornada.

O mais triste dessa história é saber que, muitas pessoas com esse perfil percorreram boa parte do trajeto, conquistaram grande parte do processo, como a interrupção da dependência, mas, pelo simples fato de desconhecerem essas conquistas, especialmente as fisiológicas da cessação da dependência, não sabem o que de fato mudou em seu organismo e o quanto isso já está fazendo a diferença em todo o processo.

Fumantes que desenvolvem tentativas de parar de fumar dentro desse contexto podem sofrer de tal forma que, ao final, acabam por tomar a única decisão que lhes parece mais racional: nunca mais partirão para o destino, ou seja, passam a acreditar que nunca conseguirão chegar lá.

Uma viagem em grande estilo. Entretanto, existe outro viajante com um perfil muito diferente. Ele também decidiu partir para o mesmo destino – "parar de fumar". Essa pessoa resolveu comprar uma passagem ou iniciar sua jornada na companhia de um guia profissional, que irá orientá-lo quanto às condições climáticas, qual tipo de roupa usar e os cuidados que deve tomar.

Tanto o meio de transporte como o guia simbolizam o tratamento que, por meio deste livro, fornece todas as informações que você necessita para parar de fumar de maneira tranquila e segura. Todo o trajeto já foi detalhadamente traçado após estudos e testes para que o "viajante" não precise se preocupar em como se faz e como se chega ao destino. Nós já fizemos tudo isso por ele.

Pronto para uma das atitudes mais transformadoras de toda sua vida? Então, venha embarcar nesta viagem conosco.

Invoca-me, e te responderei, revelando-te
grandes coisas misteriosas que ignoras.
(Jeremias 33,3)

CAPÍTULO 2

O MITO DA FORÇA DE VONTADE PARA PARAR DE FUMAR E MUDAR O ESTILO DE VIDA

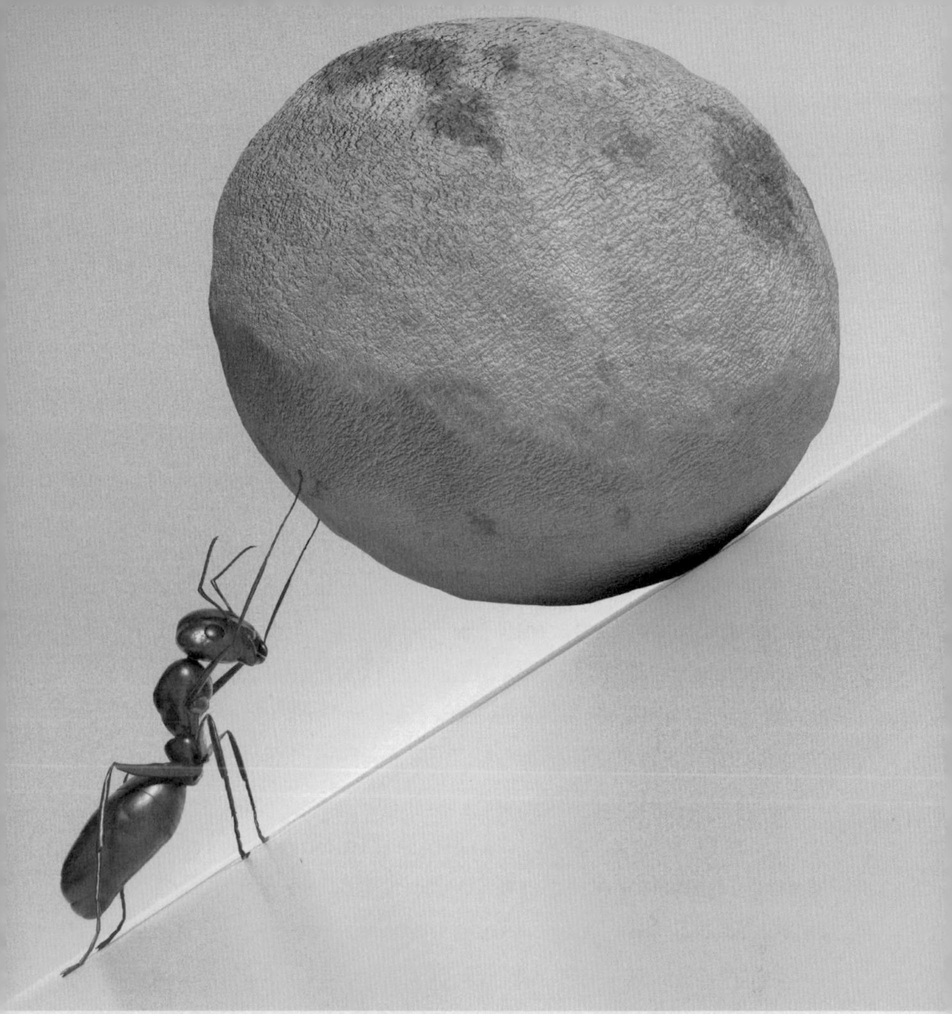

Aceita um café?

Gostaria que você se sentisse agora sendo convidado para se sentar a meu lado. Eu estaria, com certeza, acabando de passar um cafezinho maravilhoso para tomarmos juntos antes de iniciarmos este bate-papo. Só um aparte aqui, tenho que informá-lo que sou (aliás, eu e minha família) apreciadora de um bom café. Em casa, moemos na hora e esses momentos do cafezinho são muitíssimo especiais. Meus pacientes sabem bem do que estou falando, pois dou início a uma consulta com um excelente cafezinho, nada melhor para começar a falar de algo tão significativo em suas vidas, sim, permito e, inclusive, aconselho que fumem um cigarro antes de iniciar, lá fora, é claro, existe um espaço para isso. É exatamente assim que desejo que você se sinta nesse momento.

Já percebeu como existe certa expectativa gostosa em todas as vezes que aguardamos um café ser preparado? Quantas conversas boas, ou às vezes não tão boas, mas importantes foram acompanhadas, preparadas, amenizadas, acarinhadas por uma xícara (ou várias) de um bom cafezinho? Se não gosta de café, traga a mesma referência para outra bebida ou mesmo algo que aprecie muito fazer na companhia de pessoas especiais em sua vida, uma música, uma caminhada, uma infinidade de possibilidades; aqui, comigo, seria no cafezinho mesmo, com certeza.

Quero iniciar esta conversa, primeiramente, revendo com você alguns pontos importantes da própria situação com relação ao cigarro. Se estivesse conversando pessoalmente, você estaria aqui me dizendo agora: "Dra. Andréa, eu fumo há ... anos. Já deveria ter parado há muito tempo, mas na verdade..." (nos pontinhos, quero que coloque o que está vindo em sua mente).

Agora que fez reflexões a respeito do que considera ter sido motivo para sua permanência na dependência do cigarro, gostaria que soubesse o que de fato ocorreu e as razões que justificam muitas pessoas permanecerem presas à dependência por muitos anos ou até mesmo por toda a vida, se nada for feito.

As pessoas começam a fumar por uma infinidade de possíveis motivos, nada muito complexo até aqui. Pode ser por mera casualidade, curiosidade, influência familiar, de amigos e por aí vai. Independentemente de quais razões começam a fumar, com o passar dos dias, se tornarão dependentes da droga nicotina e isso acontecerá pelo simples fato de que o cigarro foi criado, desenvolvido, pensado e produzido para que isso ocorra, ou seja, tornar as pessoas dependentes da droga nicotina presente em sua composição.

Assim, cada pessoa desenvolverá um determinado grau de dependência à nicotina, o qual poderá ser leve, moderado ou intenso. Essa gradação ocorrerá por particularidades de cada organismo, inclusive, genéticas.

Diante desse entendimento simples e objetivo em relação ao processo de aquisição dessa dependência, espero que comece a retirar de si mesmo uma carga enorme de culpa que, provavelmente, deve carregar em relação à questão de fumar por tantos anos e não ter conseguido parar até hoje. "Melhor teria sido não ter começado?", você responderia. Concordo, mas vamos fazer o que precisa ser feito para interromper esse processo de autodestruição e aprisionamento à droga chamada nicotina. A boa notícia é que existe uma saída dessa prisão, mas para que a encontre será necessário percorrer os caminhos certos, nada melhor do que ser guiado e levado até a porta por quem já fez o trajeto ao longo de 20 anos. O que acha?

O mito da força de vontade

Prepare seu organismo para sair da dependência

Uma das informações mais significativas que colhi em minha Pesquisa de Mestrado, com questionamentos feitos aos pacientes no processo de tomada de decisão de parar de fumar, foi sobre crenças e percepções em relação ao que, na opinião deles, seria o mais importante para conseguir parar de fumar definitivamente.

A resposta mais mencionada foi: FORÇA DE VONTADE.

No entanto, como é essa vontade que as pessoas imaginam ser necessária para parar de fumar na realidade?

Muito se discute sobre a real importância de a pessoa ter ou não a chamada "força de vontade" para deixar de fumar. Esse fator de motivação deve ser compreendido, com clareza, para não se tornar um impedimento para muitos fumantes seguirem e passarem, com segurança, por todas as etapas do tratamento, sabendo que estão absolutamente prontos para isso.

Vontade intrínseca: um grande engano

Quando afirmo que não é preciso que o fumante se sinta com "vontade" de parar de fumar para que realmente consiga, é porque essa "vontade" que ele imagina que deveria estar sentindo, na verdade, é um "tipo" de vontade que podemos identificar como uma motivação intrínseca.

Na prática, o que é motivação intrínseca? Estar motivado intrinsecamente é escolher fazer algo pelo simples prazer; se entregar, porque adora fazer determinada coisa ou determinada atividade. Se parar para pensar quais atividades causam prazer ou grande satisfação, visualizará algo que, de forma muito natural, gera sensação de felicidade ou de bem-estar.

Isso é o que muitas pessoas imaginam que precisam sentir para conseguirem parar de fumar. Ou ainda, é o que imaginam que as pessoas que já conseguiram parar de fumar tiveram que sentir para alcançar o objetivo. Preciso salientar, porém, que esse pensamento é um grande engano.

Definitivamente, esse não é o perfil de quem fuma e precisa parar defumar. Essa não é a motivação que as pessoas necessitam para que consigam sair da dependência, pois a fisiologia da dependência ao cigarro não é compatível, de forma alguma, com esse sentimento ou com essa motivação. Resumindo: não dá para esperarmos que uma pessoa dependente da nicotina certo dia se sentirá intrinsecamente motivada a não receber nicotina; "feliz e completamente entregue de forma animada e prazerosa à iniciativa de parar de fumar".

Não espere mais!

Se ficar esperando um dia se sentir motivado dessa maneira para tomar uma iniciativa, é provável que permaneça por muito mais tempo de sua vida fumando ou, até mesmo, a vida toda.

Uma pessoa pode estar intrinsecamente motivada com a ideia de viver bem, se sentir plena e segura sem precisar fumar. Essa motivação pode e está presente na maioria dos fumantes quando se encontra no estado de ação, ou seja, quando está convencida de que a vida pode ser muito boa sem a dependência do cigarro. Essa motivação de conquistar uma vida mais saudável pode ser uma motivação "intrínseca".

Isso não é mentira. É uma verdade que necessita ser compreendida. Embora afirme que gostaria de parar de fumar, o que está querendo dizer é: "Eu desejo viver bem sem o cigarro" ou "Eu desejo não fumar e ainda me sentir bem e feliz sem o cigarro, porém não desejo sofrer para conseguir isso".

Isso não significa que se sinta motivado a passar pelo processo de cessação do tabagismo, ou seja, "animado" em realizar o passo a passo para chegar ao objetivo de parar de fumar definitivamente.

Não é preciso sofrer

Geralmente, quando um dependente de nicotina pensa no que precisará fazer ou pelo que passará para parar de fumar, associa com sofrimento, fruto de experiências dolorosas anteriores.

É bom deixar claro: o que as pessoas imaginam é fruto de experiências anteriores ou mesmo de outras pessoas, experiências que geraram padrões de pensamentos negativos em relação aos possíveis sintomas de um processo de cessação do tabagismo, ou seja, processos que aconteceram em geral, sem nenhum suporte ou estratégia terapêutica e, portanto, fadados ao insucesso pela dificuldade característica desse formato de cessação. Esses padrões de pensamentos também são fruto da falta de conhecimento de que existem maneiras mais seguras e tranquilas de parar de fumar, a exemplo da metodologia que você está tendo a oportunidade de conhecer na leitura deste livro.

A ideia do sofrimento é um grande engano que pode e deve ser desmistificada. O que gera o sofrimento nos fumantes que terão que parar de fumar é considerarem que "não estão motivados", ou seja, "não se sentem com forças" o suficiente para alcançar tal objetivo.

Na verdade, eles não têm consciência de que estão preparados, que esse estado é representado por uma motivação extrínseca e que é exatamente o "tipo de motivação" característica de praticamente a totalidade dos fumantes quando passaram pelo processo de parar de fumar. Essa motivação – de querer viver sem precisar fumar – é necessária e totalmente suficiente para que o processo aconteça, inclusive, muito bem.

Motivação extrínseca é a que você possui e precisa nesse momento.

Na prática, o que é motivação extrínseca? Quando alguém realiza algo que, embora não lhe dê prazer, o faz porque precisa obter um resultado que será benéfico para si mesmo.

Esse entendimento muda completamente a visão que muitos fumantes têm a respeito do momento ideal de parar de fumar. O estágio de ação, portanto, deve ser compreendido como o momento em que a pessoa que fuma entende que, embora não se sinta com "vontade" ou com "alegria" por fazer isso, "precisa" fazer para obter benefícios.

É esse o perfil da maioria, se não quase a totalidade dos pacientes que me procuram para o tratamento do tabagismo. Eles vêm com esse sentimento de que "precisam" parar de fumar e as razões são as mais diversas. Acabam se sentindo um tanto quanto "despreparados", porque pensam que deveriam estar intrinsecamente motivados, ou seja, felizes e animados para passar pelo processo com sucesso. Imaginam que, se não estiverem dessa forma, não conseguirão sem sofrer.

Durante o tratamento, esse entendimento é ajustado de forma que entendam as reais necessidades. E a primeira é esta: necessita compreender e aceitar que possui toda a motivação de que precisa, seus sentimentos e suas apreensões são totalmente normais. E o melhor: é suficiente para que passe muito bem pelo processo de parar de fumar em ótimas condições. O resultado é que os pacientes passam pelo processo de parar de fumar de maneira mais fácil e tranquila do que poderiam imaginar e é isso que acontecerá com você.

A partir de agora, entraremos nos aspectos práticos do processo de cessação, detalhando quais recursos serão utilizados com o objetivo de torná-lo possível, seguro e o mais importante: tranquilo.

Entendendo as particularidades da doença Nicotina-dependência, se torna mais fácil compreender o quanto é importante utilizarmos os recursos, medicamentosos ou naturais, para proporcionar aos pacientes total conforto fisiológico durante o processo de cessação do fumar. Entenda que a indicação dos recursos que prepararão o organismo para o processo da cessação estará diretamente relacionada à avaliação do grau de dependência de cada paciente.

Assim, após a testagem do grau de dependência e de uma avaliação do estado de saúde de cada fumante, é possível estabelecer o período de uso de tais recursos, bem como a duração e dosagem adequada a cada paciente.

Conheça seu grau de dependência

Por meio deste livro, você terá acesso às orientações medicamentosas mais recomendadas aos pacientes ao longo de 20 anos de atuação nesse segmento da saúde, bem como ao protocolo de tratamento do Tabagismo denominado Programa Cognitivo Bem-Estar Sem Fumar – para passar pelo processo usufruindo de inúmeros benefícios provenientes da Metodologia. É por isso que considero o acompanhamento um fator de extrema importância no tratamento, já que impede atitudes inadequadas dos fumantes que podem colocar em risco a saúde, além de evitar o estresse e a frustração resultantes de procedimentos ineficazes ao processo da cessação do tabagismo.

Pensando na segurança quanto ao início do uso de medicamentos alopáticos ou não, o ideal é que o fumante passe por uma avaliação profissional quanto ao seu estado geral de saúde antes, evitando iniciativas que podem colocar em risco a saúde se o paciente não souber fazer o uso adequado de tais recursos.

Para adiantar um passo importante, que você deve estar curioso para saber, vou ensinar a identificar qual seu grau de dependência à nicotina. Para isso, é preciso realizar o Teste de Fagerstrom para Dependência à Nicotina (*Fagerstrom Test for Nicotine Dependence* – FTND).

O material tem sido utilizado mundialmente como ferramenta de avaliação em substituição a outros testes bem mais caros, que consomem mais tempo e são invasivos. Foi desenvolvido e introduzido por Karl Fagerstrom, em 1974, como questionário de tolerância de Fagerstrom (FTQ). Em 1991, foi realizada a adaptação e passou a se chamar Teste de Dependência à Nicotina, validado no Brasil por Carmo & Pueyo. Consiste em um questionário de seis perguntas de escolha simples, que poderá realizar a seguir.

Para cada alternativa, existe uma pontuação. A soma dos pontos permitirá a avaliação do grau de dependência à nicotina. Seja sincero e, ao final das respostas, faça a soma de pontos para descobrir seu grau de dependência.

1. Quanto tempo depois de acordar você fuma o primeiro cigarro do dia?
   ( ) Nos primeiros 5 minutos – 3 pontos.
   ( ) De 6 a 30 minutos – 2 pontos.
   ( ) De 31 a 60 minutos – 1 ponto.
   ( ) Mais de 60 minutos – 0 ponto.

2. Você acha difícil não fumar em lugares proibidos como igrejas, bibliotecas etc.?
   ( ) Sim – 1 ponto.
   ( ) Não – 0 ponto.

3. Qual cigarro do dia lhe traz mais satisfação?
   ( ) O primeiro – 1 ponto.
   ( ) Outros – 0 ponto.

4. Quantos cigarros você fuma por dia?
   ( ) 10 ou menos cigarros – 0 ponto.
   ( ) De 11 a 20 cigarros – 1 ponto.
   ( ) De 21 a 30 – 2 pontos.
   ( ) 31 ou mais – 3 pontos.

5. Você fuma frequentemente pela manhã?
   ( ) Sim – 1 ponto.
   ( ) Não – 0 ponto.

6. Você fuma mesmo quando está doente e acamado?
   ( ) Sim – 1 ponto.
   ( ) Não – 0 ponto.

Total de pontos: __________

Agora, somados os pontos, compare com a tabela a seguir.

Resultados/Nível de dependência do cigarro

Até 5 pontos – Dependência baixa.

Até 6 pontos – Dependência moderada.

Até 7 pontos – Dependência moderada/elevada.

Até 8 pontos – Dependência elevada.

Até 9 ou 10 pontos – Dependência elevadíssima.

Diante do resultado, quero que fique tranquilo, independentemente de seu grau de dependência ser elevado ou mesmo elevadíssimo. A excelente notícia que tenho para você é que, fazendo tudo o que poderá fazer com esta Metodologia, sua capacidade de parar de fumar será exatamente igual a de uma pessoa que possui um grau baixo de dependência, pois usará os recursos de forma específica para seu grau de dependência e terá sucesso da mesma forma. Simples assim!

Agora que você já sabe identificar o grau de dependência à nicotina, falaremos sobre os recursos para a preparação fisiológica (dependência química), comportamental (automatismo) e emocional (dependência emocional) para que possa parar de fumar em excelentes condições.

O que apresentarei como recursos possíveis de serem utilizados com a finalidade de promover ótimas condições fisiológicas para a cessação do tabagismo não se restringirão apenas a essa finalidade. Muitas pessoas já têm algum conhecimento em relação às possibilidades no que se refere a auxílio para a dependência química gerada pela nicotina, dentre elas alguns medicamentos alopáticos já comprovados como eficazes no processo. Para alguns pacientes, se mostram excelentes desde que bem prescritos e recomendados com base nas necessidades individuais de cada tabagista.

Embora tenhamos essas recomendações alopáticas como uma prática comum em nossa rotina clínica na área da saúde, venho cada vez mais em minha prática fazendo uma substituição gradativa desses recursos alopáticos por alternativas mais naturais, que, com conhecimento, podem vir a promover os mesmos benefícios fisiológicos aos pacientes, desempenhando as mesmas finalidades almejadas para o conforto físico e emocional das pessoas que passarão pelo processo de parar de fumar. Além disso, atendem a outras necessidades orgânicas decorrentes e consequentes do processo da dependência à nicotina que precisarão ser contempladas na cessação do tabagismo.

O que se espera em relação ao uso de recursos químicos é facilitar o processo de parar de fumar. Nossa vivência no segmento da saúde mostra que existe a necessidade de um olhar mais amplo em relação ao estado geral da pessoa que fumou por longos anos, que estará com seu organismo bastante comprometido em decorrência dos anos de fumante e não apenas devido à dependência, ao próprio processo natural de envelhecimento que todos nós sofremos.

Na medida do possível, precisamos compensar os prejuízos consequentes do tabagismo, bem como o processo natural de envelhecimento para buscarmos cuidar cada vez mais de forma saudável de nosso organismo, numa visão mais preventiva e integrativa, em detrimento do uso indiscriminado e abusivo de medicamentos para tratar doenças já instaladas.

Reforço aqui que o objetivo final da utilização desses recursos não medicamentosos, ou seja, mais naturais, como os fitoterápicos, as suplementações nutricionais e vitamínicas, é que promovam maior conforto físico e emocional a fim de parar de fumar com tranquilidade, sem sintomas de ansiedade extrema, sensações de pânico, alterações do tipo irritabilidade excessiva, descontrole com relação à alimentação, dificuldade quanto ao sono, comprometimento no funcionamento do intestino, dentre inúmeros sintomas.

Quando me refiro aos sintomas desagradáveis conhecidos por muitos fumantes que fizeram a experiência de parar de fumar sem nenhuma orientação profissional, sem a utilização de nenhum recurso químico, tampouco emocional de forma segura, meu intuito é que entendam que o processo não precisa ser assim.

O reconhecimento de que é necessário um olhar mais amplo em termos de restauração de um estado de saúde e bem-estar independente da cessação do tabagismo nos possibilita uma oportunidade ainda mais enriquecedora para o paciente que precisa ser orientado a um conhecimento maior de si, de seu organismo e de todos os recursos atualmente recomendados, numa visão mais integrativa de saúde, baseada em processos cada vez mais naturais e menos medicamentosos, mais nutritivos e preventivos direcionados à longevidade saudável.

É importante que os fumantes entendam que parar de fumar é momento oportuno para melhoria de seu estado geral de saúde devido aos processos naturais de envelhecimento e hábitos não saudáveis em suas vidas, além da dependência à nicotina, alimentação precária em termos de nutrientes, bebidas em excesso, consumo exagerado de medicamentos, entre outras atitudes insalubres. Por isso, apresentarei algumas possibilidades de recursos auxiliadores ao processo da cessação do tabagismo, que poderão ser utilizados mesmo após a conclusão do processo, como substitutos potentes a inúmeros medicamentos alopáticos.

A maneira como se para de fumar definirá o perfil do futuro "não fumante" para o resto da vida. Por essa razão, muitos não tiveram a experiência de parar de fumar como algo definitivo, porque fizeram da forma errada, "no escuro", sem saber quais mudanças aconteceriam no organismo. Se você já viveu essa experiência, sabe bem do que estou falando.

Para que entenda as razões pelas quais venho buscando substituir o uso dos medicamentos alopáticos por recursos mais naturais, apresentarei algumas razões de forma objetiva.

Protocolo Bem-Estar Sem Fumar – Dra. Andréa Badin – Programa Cognitivo Bem-Estar Sem Fumar

Terapia medicamentosa alopática (Vareniclina ou Bupropiona).

Terapia medicamentosa homeopática (à escolha do profissional homeopata).

Aromaterapia com óleos essenciais.

Fitoterapia preparatória.

Terapia de Reposição de Nicotina com adesivos.

Terapia Medicamentosa Alopática – Bupropiona

A Bupropiona ou Bupropiom, conhecida por Anfebutamona, é um antidepressivo que atua como inibidor da recaptação de dopamina, noradrenalina e da serotonina.

A Vareniclina foi desenvolvida para produzir efeitos semelhantes à nicotina sobre os receptores colinérgicos nicotínicos.

Embora haja outras propostas alopáticas para essa finalidade, não é meu objetivo explorar a totalidade dessas opções tendo em vista que nem todos os medicamentos têm comprovação de eficácia. Os recursos medicamentosos são apenas uma parte do processo de tratamento do tabagismo.

Para um tratamento seguro, recomendamos que avalie todas as informações constantes em bula (indicações, mecanismo de ação, contraindicações) referentes ao uso das opções alopáticas, para a definição de quais recursos direcionados à preparação orgânica lançarão mão nesse tratamento. O ideal é que faça agendamento com um profissional para avaliar as recomendações que oriento no tratamento. Se a opção for Bupropiona, minha recomendação aos pacientes é que façam uso de apenas um comprimido ao dia, pela manhã, durante todo o período do tratamento.

Com relação ao uso de fitoterápicos, podem ser administrados em conjunto com outras opções propostas anteriormente, avaliando sempre a somatória das dosagens do que estiver sendo administrado, para melhor ajuste e conforto.

Terapia medicamentosa homeopática

Se a opção do paciente for homeopatia, a recomendação é que passe por uma consulta e informe ao profissional que está em um tratamento para a cessação do tabagismo e necessita de um suporte homeopático preparatório ao momento. É importante informar que esse tratamento contém um programa cognitivo específico, ou seja, que os pacientes estão sendo orientados em todas as etapas do processo, logo não há necessidade de o profissional homeopata dar instruções ao paciente quanto ao momento de parar de fumar, pois já receberá a orientação no tratamento.

Em resumo, a indicação que o homeopata deverá se ater é visando ao melhor estado do paciente para o momento que antecede a cessação do tabagismo. O objetivo é a promoção de maior bem-estar e redução de ansiedade nas fases preparatórias, tendo em vista que os pacientes receberão recomendação além das medicações homeopáticas.

Aromaterapia preparatória para a cessação do tabagismo

Um dos recursos utilizados na Metodologia são os óleos essenciais, os quais exercem um excelente suporte fisiológico preparatório para o momento da cessação do tabagismo, desde que inseridos no contexto do tratamento completo. A partir da segunda sessão do tratamento, ocorre o início de uso dos óleos essenciais.

Assim como os medicamentos recomendados são fruto de pesquisa e do reconhecimento da segurança de uso, da mesma forma para a Aromaterapia, ou seja, o uso dos óleos essenciais deve ser considerado, logo deverão ser escolhidos com todo o critério de segurança e confiabilidade quanto à sua origem e fabricação, grau de pureza e segurança.

A escolha de óleos recomendados para essa fase preparatória de três semanas poderá ser definida com base em um conhecimento prévio a respeito das propriedades e efeitos no organismo, tendo em vista que o objetivo do uso, neste caso em específico, é a preparação orgânica e emocional de quem passará pelo processo da cessação do tabagismo: óleos que promovam tranquilidade, serenidade, equilíbrio e determinação.

Apresentarei alguns exemplos, deixando claro, porém, que cada pessoa terá a liberdade de inclusão dos que considerar adequados à obtenção das sensações que foram referidas anteriormente.

- *Lavandula augustifolia* – Lavanda;
- Citrus Reticulata – Tangerina;
- Citrus Limon – Limão Siciliano.

A aquisição de Óleos Essenciais deve ser feita após os conhecimentos sobre esta fantástica alternativa para a preparação fisiológica de todas as pessoas que passarão pelo processo de cessação do tabagismo sem uso de medicamentos alopáticos.

Fitoterápicos

Embora possam ser considerados por muitos como ineficientes ou até mesmo paliativos da recomendação popular, diversos fitoterápicos vêm sendo recomendados por possuírem princípios bioativos ansiolíticos, promovendo ação semelhante a alguns medicamentos alopáticos para a redução de ansiedade.

Passarei algumas sugestões, inclusive recomendações.

Passiflora incarnata

Conhecida como Maracugina, este fitoterápico tem sido utilizado por muito tempo na medicina tradicional e popular. Tem ação na redução da ansiedade por melhorar a resposta do GABA. Efeito bem documentado em modelos animais e interessantes estudos já demonstram a mesma ação ansiolítica em humanos.

Recomendação de suplementação: doses de 200 a 600 mg.

Para melhor resultado em fases preparatórias para a cessação do tabagismo, sugiro o fracionamento da dose em doses de 200mg em três momentos ao longo do dia.

Melissa officinalis

Mais conhecida como erva-cidreira (não confundir com capim-cidreira). Usada na medicina tradicional em forma de chá para diminuição de estresse e ansiedade, além de melhorar a qualidade do sono. O melhor horário para o uso é à noite, como indutora do sono. Em relação à passiflora, a Melissa Officinalis demonstra maior efeito sedativo.

Suplementação: recomendam-se doses de 300 a 600 mg.

Kava-kava

Este é um suplemento muito interessante, trata-se de uma planta tradicionalmente utilizada como bebida recreativa por tribos indígenas do Pacífico Sul. Não temos conhecimento preciso de seu mecanismo, parece agir um pouco via GABA, mas também em outros neurotransmissores.

A indicação do uso desse fitoterápico é pela manhã por ser uma opção menos sedativa. É um dos suplementos mais utilizados em seres humanos e o mais estudado entre os citados anteriormente.

Sugestão de dosagens para suplementação: 210 a 140 mg.

Resumo dos Fitoterápicos para ansiedade[3]

1. Passiflora Incarnata – Maracugina – dose diária – 200 a 600 mg: usar em doses fracionadas de 200 mg 3x ao dia.

2. Melissa Officinalis – Erva-cidreira – dose diária – 300 a 600mg: usar à noite como indutora do sono.

3. Kava-kava – doses diárias 210 a 240mg: usar pela manhã.

Conforme comentado anteriormente, esse tratamento do tabagismo (Programa Cognitivo do Bem-Estar Sem Fumar) é o con-

3. Tabela por Gabriella Magalhães. Renan Camioto: fármacos para ansiedade.

junto de várias áreas do conhecimento, por isso cada vez mais se tem incentivado os pacientes a ampliarem estudos na área de atuação: a cessação do tabagismo.

Entendendo que, quando o processo de parar de fumar acontece em um contexto de tratamento e acompanhamento, é possível fazer escolhas para o benefício da saúde dos pacientes. Em se tratando do uso da Homeopatia, da Aromaterapia, bem como os Fitoterápicos, existe a grande vantagem de serem introduzidos na vida de muitas pessoas com a finalidade de suporte para a cessação do tabagismo, mas podem ser incorporados por toda a vida como uma excelente fonte de saúde e bem-estar, substituindo inúmeras escolhas medicamentosas para vários problemas de saúde, que não necessitariam de medicamentos.

Com as devidas ressalvas e não estamos dizendo que sejam substitutos de todos os medicamentos ou mesmo que deverão ser usados sem critério, somente recomendando às pessoas para adquirirem conhecimentos a respeito dessas poderosas fontes provenientes da natureza a favor da saúde.

Atenção: o que você deve fazer a partir desse momento.

Para aqueles que optarem pelo uso de uma das opções medicamentosas alopáticas, recomendo que passem por uma avaliação profissional para saber como está o estado geral de saúde e que possam estar seguros quanto à possibilidade de uso e análise de possíveis contraindicações.

É recomendado que façam isso na próxima semana. Após passar por essa avaliação, deverão iniciar o uso do recurso escolhido por duas semanas. Após completar os 14 dias do uso do medicamento de escolha ou de outro recurso escolhido, sigam para o próximo capítulo. Sempre recordando e praticando todas as instruções já passadas. Lembre-se: você deve estar comprometido com o método. Por isso, siga todas as orientações à risca.

Se, por algum motivo, não puder fazer uso de nenhum dos medicamentos alopáticos recomendados no tratamento ou decida não fazer uso por livre escolha, faça a opção por algum dos recursos sugeridos no capítulo e siga normalmente a leitura da continuidade ao tratamento usando a TRN, Terapia de Reposição de Nicotina, somente no momento ou capítulo que será proposto o uso – não inicie antes da hora –; até lá, continue fumando normalmente.

Importante: continue fumando normalmente, sem tentar parar antes da recomendação.

Indico também a prática de atividade física três vezes por semana, durante 40 minutos. Será muito bom realizar uma avaliação quanto a seu estado geral para maior segurança e escolha da atividade a ser praticada.

Faça escolhas mais saudáveis para sua alimentação. Dê preferência a uma alimentação rica em proteínas e procure reduzir o consumo de carboidratos, especialmente de alimentos feitos com farinha de trigo como pães, bolos etc. Frutas são muito bem-vindas, porém não em excesso. Beba bastante água. Faça uma continha básica, multiplique seu peso atual pelo número 35 e saberá qual a quantia ideal de água que deverá tomar todos os dias.

Com a experiência adquirida ao longo dos anos atuando no segmento da saúde, posso garantir que um dos recursos mais importantes de todo o processo de parar de fumar é o conhecimento adquirido durante o processo e me refiro a conhecimentos não restritos às questões técnicas, abrangem outros aspectos da dependência e estão diretamente relacionados ao bom resultado da cessação do tabagismo. Em outras palavras, tudo o que se orienta o paciente a fazer a partir de agora poderá ser bem melhor realizado e em um formato mais tranquilo se a pessoa souber desde já que poderá contar com recursos específicos que potencializarão a capacidade de execução de cada passo do processo que é parar de fumar de forma tranquila e segura.

No que se refere à importância que os fumantes dão aos possíveis recursos químicos, medicamentosos, para utilizarem no processo, que, sem dúvida nenhuma, serão necessários para a preparação orgânica no momento em que antecede a parada, é necessário informá-los também de que terão outros recursos tão importantes quanto para a facilitação e total execução de todos os passos do processo de cessação e finalidade em suas vidas.

Sabendo bem como se sentem as pessoas que iniciarão todo o processo de forma prática quanto às expectativas, inseguranças e ansiedade, com o passar dos anos, adquirimos mais liberdade e vamos sentindo não apenas o desejo, mas a obrigação de trazer para nossos pacientes algo a mais de nós mesmas, de nossas crenças, nossos valores, nossos princípios, do que acreditamos e, verdadeiramente, apresentar a eles tudo aquilo que nos move na nossa vida pessoal, intelectual, interior; aspectos que transcendem o profissional.

É essa desafiadora missão de querer verdadeiramente contribuir com a movimentação de nossos pacientes em direção a melhores condições de estar neste mundo que nos impulsiona à própria busca por tais conhecimentos.

Esse desejo me conduziu ao aprofundamento no estudo do tema deste capítulo que considero um dos mais desafiadores, a **mo-**

tivação humana. Afinal, todos querem saber o que leva uma pessoa a desejar parar de fumar e conseguir fazer isso para sempre. Mas podemos aqui ampliar esse questionamento para sabermos o que leva uma pessoa a se mobilizar em busca de melhor saúde de modo geral, principalmente nos relacionamentos, com serenidade e plenitude; em suma, a busca do Bem, do Bom e da Verdade.

É com grande satisfação que pude, ainda em tempo, incluir neste livro uma pequena amostra do tema que será bem mais explorado a partir de agora, pois é uma contribuição de extrema relevância para a compreensão da real **motivação** para a tomada de decisão de parar de fumar.

Ao entrar em conhecimento, pude compreender que o tema MOTIVAÇÃO até o momento abordado neste segmento da saúde deveria não apenas ser revisado como atualizado com base em conhecimentos que têm origem em ciências que transcendem os aspectos materiais da dependência.

Este tema é o estudo das *Doze camadas da personalidade humana* que, segundo Dr. Ítalo Marsili, é a Fenomenologia da MOTIVAÇÃO HUMANA. E como podemos falar sobre a motivação para parar de fumar sem levarmos em conta essa fenomenologia? Impossível!

O tabagismo, sendo uma dependência extremamente forte e que envolve tantos aspectos da vida humana, não apenas os físicos, mas também comportamentais, emocionais, a história de vida das pessoas na realidade, tudo isso, quando observado pelo prisma da disciplina toma um novo contexto e possibilita melhor compreensão de fatores que ficam sempre muito "a desejar em termos de explicação". Quando se trata de entendermos porque algumas pessoas decidem parar de fumar e o fazem com êxito e tantas outras referem que desejariam, porém não se movem na direção, estamos querendo saber o que lhes falta. O que precisam para conseguir chegar ao estágio de tomada de decisão?

Vamos compreender o tema, bastante abrangente, por ora será apenas apresentado a você para que tenha noção das questões até então ainda nebulosas ou não tão claras sobre este aspecto *motivação*. O conhecimento da Fenomenologia da Motivação Humana, por meio do estudo das Doze Camadas da Personalidade, nos permitirá uma visão muito mais ampla e abrangente desse tema tão desafiador e, ao mesmo tempo, um tanto quanto obscuro.

Obscuridade que se dá por conta de que algumas respostas à indagação que os fumantes fazem em relação à real motivação para parar de fumar acabam se tornando um tanto quanto rasas ou, podemos dizer, até mesmo superficiais para algo tão necessitado de respostas concretas que possam fazer sentido e tornar mais clara a questão que envolve a vida de tantas pessoas.

Ao tomar conhecimento desse estudo, eu me deparei com a sensação de descoberta desse algo a mais a respeito de um tema tão importante como a Motivação Humana, porém não somente essa sensação. Obtive fundamentações para muitas constatações e explanações que apresentava a meus pacientes, porém ainda não estabelecia os fundamentos de tais intuições, pois eram oriundas de minhas observações clínicas, fruto da experiência neste segmento da saúde.

Senti a necessidade de trazer para este capítulo, mesmo que de forma apenas informativa e como breve anúncio dessa abordagem que pretendo ter a oportunidade de discorrer com muito mais profundidade na sequência de meus escritos. Não poderia deixar passar a oportunidade de adiantar que existe, sim, a necessidade de nos aprofundarmos muito mais no tema, pois dessa compreensão se dará uma infinidade de possibilidades de ampliação de conhecimentos também em outras áreas, que terão grande influência para a consolidação desse novo e muito melhor contexto de vida, livre da dependência do tabagismo.

As *Doze Camadas da Personalidade Humana* nos permitirão compreender que todos nós, seres humanos, temos um itinerário a seguir em nossa existência; a exemplo de uma viagem, todos nós temos um caminho, uma trajetória a percorrer. É como se do ponto de partida até a chegada à próxima estação, estivéssemos em uma determinada camada e, em cada camada, fôssemos dotados de interesses bem definidos e claros. E esses interesses estivessem relacionados à nossa evolução como pessoas, com maturidade e valores, ao que verdadeiramente nos importa em cada uma das camadas em cada período da vida.

Diante da complexidade que envolve a dependência do cigarro, como questões físicas, psíquicas, sociais, comportamentais, relacionamentos, se faz necessária uma compreensão a respeito dos fatores que estão envolvidos no ato e na grandiosa ação da tomada de decisão de mudança de rota, de tudo aquilo que está em desordem na nossa existência.

O estudo das Camadas da Personalidade é uma grande contribuição que nos permitirá a continuidade pela busca de mais conhecimento de áreas, que transcende os aspectos materiais da dependência à nicotina, superando os estudos apresentados até o momento a respeito dos estágios motivacionais para o processo da cessação do tabagismo.

Até que tenhamos a oportunidade do aprofundamento, consideraremos este segundo capítulo como "em construção". Já que é importante, porém no que se refere ao tema **motivação**, teremos muito a acrescentar para a consolidação de um processo tão lindo de mudança de rota e de transformação, que é a cessação do tabagismo.

Pedi e se vos dará. Buscai e achareis. Batei e vos será aberto. Porque todo aquele que pede, recebe. Quem busca, acha. A quem bate, abrir-se-á.
(Mateus 7-7,8)

CAPÍTULO 3

O MOMENTO DE PARAR DE FUMAR

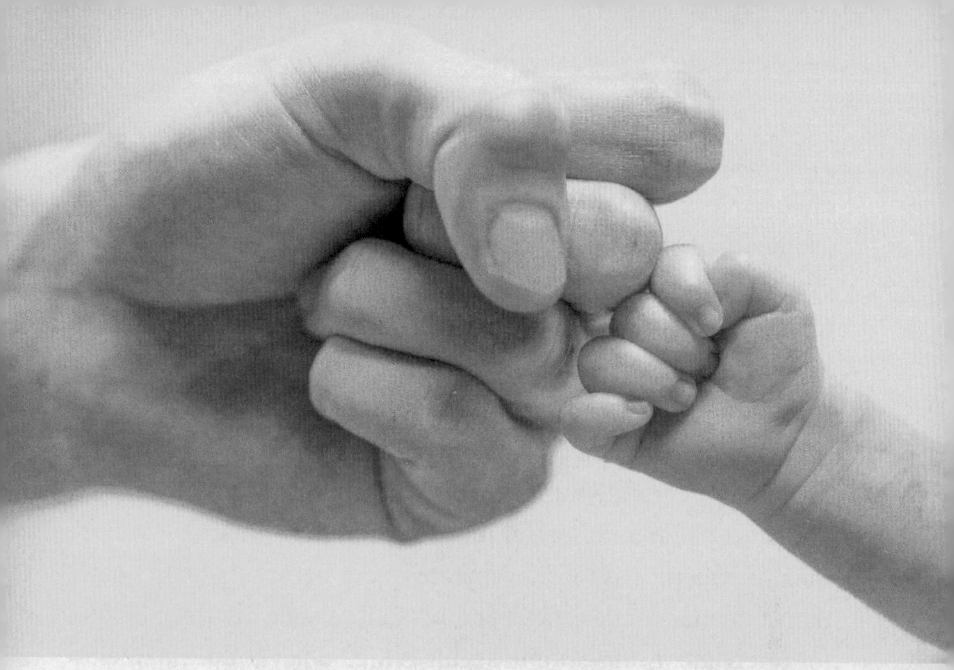

Passo a passo para o processo acontecer de forma tranquila e segura com a terapia de reposição de nicotina.

Antes de entrar no próximo tópico – TRN-Terapia de Reposição de Nicotina –, vamos refletir e recordar alguns pontos.

Responda sinceramente: onde você está no processo de parar de fumar? Enquanto pensa na resposta, quero trazer a sua memória um conceito apresentado anteriormente, que é uma chave em toda a jornada: o mito da força de vontade.

Lembre-se de que tudo o que precisa para continuar neste tratamento é motivação extrínseca – quando alguém realiza algo que, embora não lhe propicie prazer, o faz porque precisa obter um resultado benéfico para si mesmo. Esse entendimento muda completamente a visão que muitos fumantes têm a respeito do momento ideal de parar de fumar.

O estágio de ação deve ser compreendido como o momento em que a pessoa que fuma entende que, embora não se sinta com "vontade" ou com "alegria" por fazer isso, ela "precisa" fazer para obter benefícios. Durante este tratamento, o entendimento é ajustado para que você perceba suas reais necessidades. E a primeira é esta: compreender e aceitar que possui toda a motivação de que precisa, que seus sentimentos e apreensões são totalmente normais. E o melhor: que é suficiente para que passe muito bem pelo processo de parar de fumar em ótimas condições.

No capítulo anterior, foi iniciada a fase de tomar os medicamentos. Quero avisá-lo novamente que a permissão para continuar fumando ainda está valendo. Não faça nada diferente do que foi orientado. É importante seguir a Metodologia do tratamento terapêutico. Quando for o momento de parar, você será avisado. Agora, será apresentado outro eficiente recurso que se recomenda em prática clínica e que será um importante apoio para você: a Terapia de Reposição de Nicotina (TRN).

Os adesivos de nicotina são hoje o produto mais indicado dentro da Terapia de Reposição de Nicotina (TRN). Esses adesivos oferecem a nicotina diretamente na circulação sanguínea de forma constante e ininterrupta, ou seja, em todo o tempo de uso, que é de 24 horas, o corpo recebe nicotina, de forma pura, sem os outros componentes presentes no cigarro. Essa nicotina chega aos receptores nicotínicos em um formato diferente do que normalmente recebiam quando a pessoa apenas fumava. Assim, conforme a dose de nicotina dos adesivos é reduzida, o organismo vai deixando de sentir a necessidade de fumar. O uso dos adesivos de nicotina é muito bem indicado para que a pessoa que está parando de fumar passe pelo processo minimizando os sintomas de abstinência química à nicotina de forma significativa.

Compreendendo o processo de administração dos recursos direcionados à preparação orgânica antes da cessação do tabagismo, somado aos conhecimentos transmitidos no conteúdo cognitivo-comportamental, os pacientes relatam maior segurança e, por consequência, mais tranquilidade, pois passam a ter maior consciência a respeito de todas as funções dos recursos, deixam de se sentir "no escuro" ou "desinformados" quanto ao processo de transição do estado de fumante ao estado de não fumante[4].

Os adesivos devem ser colocados na região dos membros superiores, nos locais em que se aplicam vacinas ou na região superior das costas, próximo aos ombros. Recomenda-se que sejam colocados pela manhã e que faça o rodízio nos lugares colocados, ou seja, se colocar em um braço no primeiro dia, colocar em outro braço no dia seguinte.

Durante o tratamento, não se indica a associação a outros repositores nicotínicos, como gomas ou pastilhas. Para os pacientes que estiverem usando a Vareniclina, não será obrigatório o uso dos adesivos de nicotina. Em alguns casos, porém, pode ser que a indicação para o uso conjunto – Vareniclina e adesivos – ocorra. Quando essa prescrição é passada ao paciente, ele é monitorado de perto para, em caso de desconforto, o uso do adesivo seja suspenso. Ele continuará com a Vareniclina até a finalização do tratamento comportamental. Já para os pacientes que estão usando Bupropio-

4. Quem não pode usar o adesivo de nicotina Niquitin™: caso de hipersensibilidade à nicotina ou a qualquer outro componente do adesivo, não fumantes e crianças abaixo de 12 anos, quem teve infarto nos últimos 15 dias, mulheres que estão amamentando, mulheres grávidas e pacientes com insuficiência cardíaca severa.

Em casos de superdosagem do adesivo, os sintomas mais comuns são: enjoo, náuseas, elevação da pressão arterial e taquicardia.

na, recomenda-se o uso dos adesivos exatamente nas doses propostas a seguir.

Disposição: para pacientes com grau de dependência baixo e fumantes de até 5 cigarros por dia, recomendo a seguinte administração dos adesivos de nicotina.

De 2 a 3 caixas de adesivos de 07 mg ________ 2 a 3 semanas.

Para pacientes com grau leve a moderado, fumantes de menos de 10 cigarros por dia:

2 caixas de 14 mg ____________________________ 2 semanas.

2 caixas de 07 mg ____________________________ 2 semanas.

Para pacientes com grau de dependência acima de 6 na escala Fargestrom e que fumam mais de 10 cigarros por dia:

2 caixas de adesivos de 21 mg _________________ 2 semanas.

1 caixa de 14 mg _______________________________ 1 semana.

1 caixa de 07 mg _______________________________ 1 semana.

O momento de parar de fumar

Após duas semanas fazendo uso dos medicamentos, finalmente chegou o momento de parar de fumar. É importante que você se prepare para esse momento importante do tratamento e, também, de sua vida. No dia anterior, é permitido que fume o quanto quiser, sem preocupação. No entanto, também é necessário que faça uma reorganização em sua casa e em seu local de trabalho, jogando fora os maços de cigarro que costumava guardar a mais.

De que maneira você deve iniciar o uso dos adesivos de nicotina?

Sem grandes rituais e menos ainda preocupação, mas, sim, de maneira tranquila e consciente de que está preparado. Tenha em mente uma verdade: já está mais do que na hora de dar esse passo em seu processo de parar de fumar. Na prática, isso significa que este é, verdadeiramente, o melhor momento para fazer isso.

Em três dias, após encerrar a leitura deste capítulo, é o momento de iniciar o uso dos adesivos de nicotina. Até lá, continue fumando normalmente e, ao terceiro dia, inicie o uso dos adesivos – mas continue com o medicamento de sua escolha. Assim que iniciar com a aplicação dos adesivos, o consumo do cigarro deve ser interrompido totalmente. Não se preocupe. Você se sentirá seguro ao dar esse passo.

Ao iniciar o uso dos adesivos e interromper o cigarro, pode ser que tenha lembranças dele, especialmente nos primeiros dias. Saiba que são apenas lembranças e não abstinência, já que você está com suporte químico adequado para não passar por crises de abstinências.

Recomendações práticas

- No momento das lembranças, basta que recorde esta informação e se sinta seguro. As lembranças vêm, mas vão rapidamente. Importante: existe uma diferença gigantesca entre uma lembrança do cigarro e uma síndrome de abstinência. Tenho certeza de que você passará bem por isso, pois superar uma lembrança é muito mais fácil do que uma crise de abstinência. Muitos pacientes relatam surpresa, porque, ao final, comprovam que esta fase do tratamento é mais tranquila do que imaginam.

- Reafirme seu compromisso com o tratamento e se tranquilize. Lembre-se de que você está no caminho certo, pelo qual centenas de fumantes já passaram e conseguiram parar de fumar sentindo-se bem. Você ainda contará esta história para muitos fumantes que virão a partir do seu convite.

Recomendações práticas para esta fase:

- Tenha uma ótima semana e, após ter usado os adesivos de nicotina por sete dias, retome a leitura a partir do próximo capítulo;
- Se ainda não estiver praticando uma atividade física, inicie imediatamente. A atividade deve ter a duração mínima de 40 minutos e ser realizada três vezes na semana;
- Alimentação rica em fibras e aumento do consumo de líquido para que ocorra uma boa atividade intestinal sem risco de ressecamentos;
- Frutas e verduras são muito bem-vindas;
- Divirta-se com práticas que façam sentir prazer e satisfação;
- Crie uma rotina, enriqueça-a com momentos de bem-estar e de lazer pelo convívio social;
- Agradeça a si mesmo pela nova oportunidade que está se permitindo, construir um novo futuro, com muito mais saúde e qualidade.

Você sabia que tem em suas mãos o poder de mudar sua história de vida?

No próximo capítulo, saberá como.

Se vós, pois, que sois maus, sabeis dar boas coisas a vossos filhos, quanto mais vosso Pai celeste dará boas coisas aos que lhe pedirem.

(Mateus 7-11)

CAPÍTULO 4

REDESCOBRINDO UMA VERSÃO MELHOR DE SI MESMO

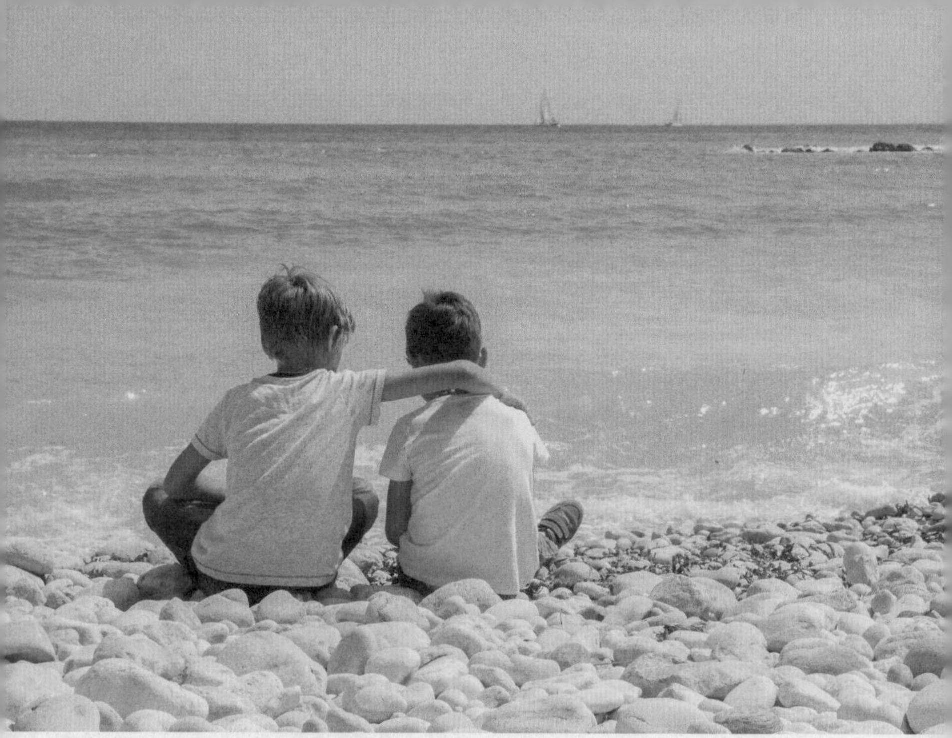

Sua primeira semana sem fumar

Após o uso dos adesivos de nicotina, que já completam sete dias, continuarei passando todas as orientações da primeira fase sem fumar.

Conforme comentei no capítulo anterior, nesta fase é comum as lembranças do cigarro aflorarem ao longo dos dias. Alguns pacientes têm bastante lembranças; outros nem chegam a ter. Depende de cada um. Ambos os casos são normais e fazem parte do processo. Embora as lembranças possam incomodar, é importante saber por que elas vêm à tona e que vão desaparecer – isso sim é o mais importante.

Entendendo as lembranças

Hábitos são escolhas que fazemos deliberadamente em algum momento e que, com o passar do tempo, começamos a fazê-las sem pensar, automaticamente. No caso do cigarro, é importante entender que o ato de fumar por si só não pode ser entendido ou reconhecido pelos fumantes como um simples hábito. O ato de fumar é fruto de uma dependência química que aprisiona o fumante.

Por isso, existe a necessidade de um tratamento adequado com a utilização de todos os recursos para maior conforto do paciente. Esse conceito errado, por parte da maioria das pessoas a respeito do ato de fumar, leva a inúmeros conflitos e cobranças indevidas aos fumantes. Brigas entre casais, filhos decepcionados com os pais porque o "mau hábito", como se referem e entendem, não é abandonado.

O ato de fumar, que gera um conjunto de hábitos consequentes, desenvolve-se da seguinte maneira:

- Tomada de decisão por livre escolha: o início do uso do cigarro;
- Consequência: a dependência à nicotina levando ao consumo do cigarro cada vez maior;
- Consequência: criação de hábitos relacionados ao consumo do cigarro, como fumar tomando café, ao telefone, no carro, quando toma cerveja, no banheiro, entre outros.

Com o passar do tempo, esses hábitos vão se consolidando e passam a fazer parte da rotina do fumante, sem que ele perceba que os está executando.

Esse automatismo nada mais é do que uma consequência natural da própria dependência. Entretanto, é importante entender o seguinte: da mesma maneira que esses hábitos consequentes da dependência do cigarro surgiram em sua vida, também desaparecerão quando já estiver sem fumar. Isso levará um tempinho, é claro! Mas esse entendimento já fará com que esse tempo seja reduzido significativamente, acredite!

Ciente disso, quando esses hábitos desaparecerem, você terá condições de reconstruir novos padrões de comportamento, que também poderão se tornar automáticos em sua vida.

Com relação ao tabagismo, a decisão de parar de fumar tem o poder de conduzir a mudança de um conjunto de padrões de comportamentos os quais classificamos como hábitos consequentes da dependência à nicotina.

O parar de fumar abre as portas para que novos e melhores hábitos possam ser construídos. Isso é fantástico!

É a confirmação do que ensinamos aos nossos pacientes desde que iniciamos este trabalho: uma nova realidade fisiológica passa a acontecer quando a pessoa para de fumar. Esse entendimento faz toda a diferença.

Dependência × Hábitos da dependência

Uma vez interrompida e cessada a dependência, o que restará serão os hábitos que foram gerados por ela – e não mais a dependência. E é totalmente diferente. É preciso entender isso para não imaginar que cada lembrança do cigarro gerada pelos hábitos antigos ligados a ele são "vontade" ou "necessidade de fumar". Não são. Esses hábitos antigos poderão ser mudados e substituídos por novos hábitos, mais saudáveis e que proporcionarão tanto prazer e estímulos mais consistentes e duradouros que o antigo prazer gerado pelo cigarro.

A princípio, quando uma pessoa para de fumar, mesmo que em um tratamento como este, com uso dos medicamentos e todas as recomendações comportamentais, nos primeiros dias é comum que ainda tenha lembrança do cigarro. Essa lembrança, porém, será minimizada com o passar do tempo, chegando ao momento em que não mais acontecerão.

Ninguém nasceu fumando. Portanto, as pessoas não "são fumantes", estão fumantes por um determinado período de suas vidas e têm total condição de retornar a seu estado natural e fisiológico de não fumantes definitivamente.

Esse entendimento é fantástico porque nos abre um caminho cheio de possibilidades e de oportunidades. Muitos pacientes conquistaram grandes transformações após terem parado de fumar. Adotaram hábitos saudáveis, como prática de atividades físicas, uma alimentação de melhor qualidade, muitos se permitiram antigos projetos, antigos *hobbies* – múltiplas transformações podem acontecer após a conquista do parar de fumar.

Esses aspectos, relacionados ao entendimento da decisão que você tomou, são de extrema relevância a partir desta fase do seu tratamento. Isso porque, devido a suas questões fisiológicas relacionadas ao processo de parar de fumar estarem totalmente sendo atendidas, você está sendo "cuidado" no quesito fisiologia. Esse cuidado faz com que esteja totalmente capacitado a adquirir os conhecimentos fundamentais para que seu processo de cessação do tabagismo seja completo, não apenas quanto aos aspectos fisiológicos, mas também – e principalmente – com relação aos aspectos cognitivos. São esses aspectos cognitivos que gerarão uma segurança emocional plena para vivenciar com alegria a nova e melhor versão de si mesmo como não fumante. Ou, como prefiro dizer, a versão de quem não precisará fumar nunca mais na vida

Você está se permitindo construir uma nova história, uma versão melhor de si mesmo. E isso é fantástico! Ao longo de todos esses anos no acompanhamento dos meus pacientes, tenho comprovado que, quando se para de fumar num formato seguro, a pessoa se torna apta a perceber e valorizar tudo de bom que ocorrerá em vários campos de sua vida.

Por isso, proponho que você mesmo já vá desenhando os novos cenários em sua mente. Essas mudanças acontecerão naturalmente, mas temos o poder de melhorar ainda mais nossos caminhos futuros se estivermos com um olhar atento a essas possibilidades. As mudanças futuras podem ser ainda mais transformadoras se forem preconcebidas, primeiramente, em nossas mentes exatamente ou muito próximo à maneira que idealizamos e desejamos. É por essa razão que faço a proposta do seguinte exercício de reflexão.

Escreva o que você realmente gostaria que acontecesse em vários campos de sua vida a partir do momento em que não estiver mais dependente do cigarro. Faço esse convite para todos que estão lendo este livro, inclusive aquela pessoa que está neste programa terapêutico, mas ainda tem um "discurso" ou uma verdadeira sensação de que o cigarro não interferia negativamente em sua vida.

Tenho plena convicção de que, se pensar no assunto seriamente, sem a necessidade de se defender de nada e de ninguém, querendo justificar sua "escolha por fumar porque gosta", encontrará dentro de si razões mais que suficientes para valorizar essa grande e transformadora tomada de decisão que o levou a parar de fumar. O desejo de viver e sentir-se muito bem, sem necessitar fumar nunca mais na vida, é o que está fazendo com que você se movimente e se comprometa com o processo de cessação do tabagismo.

Esse desejo é fruto de sentimentos verdadeiros, valores e princípios que definem sua identidade e o que você realmente valoriza, preza e acredita. Quando passa a compreender com clareza que possui esse desejo intrínseco de viver e se sentir bem sem o cigarro – movido por sentimentos tão valorosos –, o paciente começa a identificar também com mais clareza que possui forças que talvez nunca tenha se dado conta.

As percepções aqui apresentadas resultam de pesquisas exploratórias realizadas em pacientes que pararam de fumar tratados com esta Metodologia, o que nos possibilitou desenvolver este valioso material de investigação e descoberta do instigante universo e as profundas crenças e representações de centenas de pacientes no processo de tomada de decisão de parar de fumar.

Meus pacientes que aqui disponibilizam seus depoimentos comprovam, a partir da própria experiência, que os conhecimentos aqui apresentados contribuíram de forma significativa para que conseguissem parar de fumar em um formato diferenciado em relação a experiências que haviam vivenciado. E o mais importante: possibilitou parar de fumar definitivamente, muitos já se encontram há mais de 15 anos livres do tabagismo.

Lembretes importantes:

- Siga corretamente as orientações a respeito do uso dos adesivos, fazendo a transição da primeira para a segunda caixa nas doses específicas recomendadas para seu grau de dependência;

- Continue com a prática de atividade física regularmente, no mínimo três vezes na semana, por 40 minutos;
- Tenha uma alimentação rica em fibras, verduras escuras, frutas e ingestão de água para bom funcionamento intestinal;
- Divirta-se, viva intensamente essa fase de mudança de atitude;
- Valorize a sua iniciativa e decisão de parar de fumar. Tenha a certeza de que é, seguramente, uma das mais importantes decisões e atitudes que você tomou, que garantirá aumento de expectativa de vida, com muito mais qualidade.
- Seja grato a Deus pela oportunidade e possibilidade de mudar seu futuro e reescrever sua história, transformando sua maneira de viver – livre do tabagismo.

Na próxima parte, falaremos sobre a nova fase de sua vida, as possibilidades que surgem a partir do momento em que se para definitivamente de fumar. É como se você vivenciasse um momento de reaprendizado de outra forma de estar no mundo. O mais interessante dessa fase do processo é que se trata de um momento mais que oportuno para a construção e um encontro com o verdadeiro estado de bem-estar tão almejado por todos nós.

Por isso vos digo: Tudo o que pedirdes na oração, crede que o tendes recebido, e ser-vos-á dado.

(Marcos 11-24)

CAPÍTULO 5

A RECONQUISTA DA AUTONOMIA

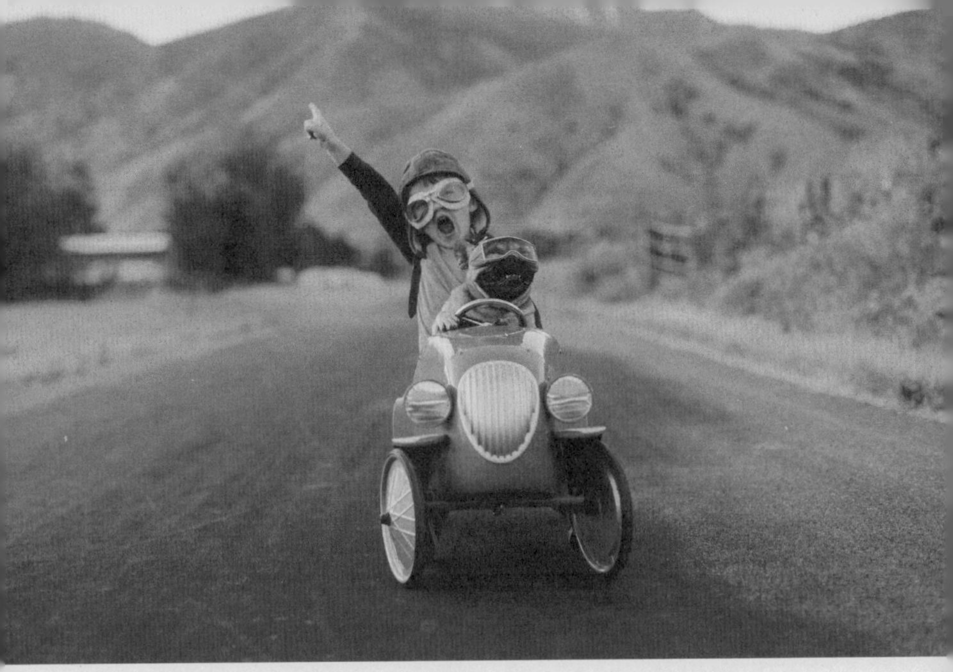

Você bem mais seguro

Parabéns, novamente! Você deve estar há exatas duas semanas sem fumar e finalizando a segunda caixa de adesivos de nicotina.

O estágio do tratamento em que se encontra agora já lhe proporcionou mais autoconfiança, não é? Você sente que está retomando as rédeas e readquirindo algo muito precioso que havia perdido quando estava fumante: sua autonomia.

É comum nesta fase as seguintes sensações, inferências e pensamentos:

- "Estou bem melhor do que imaginava que estaria nesta fase".
- "Estou bem, mas ainda penso no cigarro em algumas situações do meu dia a dia e, nessas horas, sinto certa insegurança".

- "Estou bem fisicamente, não estou tendo sintomas, nem desespero ou necessidade de fumar, mas parece que está sempre faltando algo e eu fico com essa sensação me incomodando. Será que vou sentir isso para sempre?"
- "Estou bem, mas é como se a minha vida tivesse perdido a graça. Não sei se vou ser feliz de verdade sem fumar".
- "Estou superbem, muito feliz porque não estou sofrendo nem sentindo vontade de fumar. Estou surpreso com a facilidade que eu estou conseguindo ficar sem fumar".
- "Já estou me sentindo um não fumante, pois é como se eu não tivesse fumado tantos anos da minha vida. Estou muito feliz com isso".

Certamente, você se identificou com um dos estados acima. Isso porque, na prática, são os mais comuns vivenciados por nossos pacientes.

O processo da cessação do tabagismo evolui, independente do perfil do tabagista, mas precisa ser monitorado de forma a nos permitir uma condução eficiente de qualidade nos conteúdos transmitidos para cada paciente.

São esses conteúdos que elevarão, de forma significativa, o entendimento da evolução fisiológica natural do processo de cessação do tabagismo, independentemente do perfil de cada paciente. Ou seja, a dependência está sendo tratada e o organismo transformado do estado de fumante para o estado de não fumante.

O que importa termos em mente é que estamos atravessando a ponte. E a cada passo, ficamos mais distantes da dependência à nicotina.

Nesse ponto, chamo sua atenção para um quesito muito importante. Como já pontuei anteriormente, cada vez mais o organismo se afasta do estado de dependência à nicotina, proporciona à pessoa um estado progressivo de autonomia, de liberdade em relação ao tabagismo, sem abstinência. Muitos já se sentem totalmente tranquilos e sem nenhum tipo de desconforto orgânico. Já estão até mesmo desfrutando dos benefícios em vários segmentos de saúde e aspectos da vida.

O fato de se sentirem bem – e com muito mais autonomia – acaba levando alguns pacientes a cogitarem atitudes que podem colocar em risco todo o processo de cessação do tabagismo.

Ainda que estejam muito bem – orgânica e emocionalmente –, pensam que se fumarem apenas em ocasiões especiais – eventos ou reuniões de amigos – estão "imunes ao cigarro".

Erroneamente concluem que podem iniciar outro formato de fumante: o fumante esporádico. Esse é um grande engano! Fatores genéticos estão envolvidos no processo de dependência à nicotina. Isso significa que, uma vez que a pessoa já adquiriu a dependência, mesmo após ter deixado de fumar por muitos anos, se ela voltar a receber o estímulo, fumando por qualquer razão, dará início a um novo processo de dependência química à nicotina. E, com ela, desencadeará novamente a dependência psicológica e os "antigos sintomas" da dependência do cigarro.

É importante salientar que esse novo processo de dependência não será determinado pela vontade ou pela decisão de quem voltou a fumar. Assim, após disparar esse gatilho, não terá o domínio de estabelecer o "seu jeito de fumar", já que o organismo necessitará das doses relacionadas ao seu perfil orgânico de dependência.

A partir desse momento, a pessoa fumará nas condições que a própria dependência estabelecer – seja num grau leve, moderado ou intenso como era antes. Esta é a prova de que não é a pessoa quem define o quanto vai fumar, mas sim seu organismo.

A opção por fumar "só de vez em quando" causa ao paciente, que negligencia as instruções recebidas, um enorme constrangimento. É preciso deixar claro nessa etapa terapêutica que a decisão de parar de fumar deve ser valorizada e cuidada continuamente. Uma conquista como essa não deve ser colocada em risco ou ser desprezada como algo banal.

Seguir o passo a passo significa, neste caso, fazer exatamente tudo o que proponho sem alterar nada, sem modificar etapas, imaginando que não terá problema ou que não comprometerá o resultado final. Isso é muito importante porque qualquer alteração, por menor que seja, comprometerá o sucesso do tratamento.

A seguir, listei exemplos de "algumas pequenas mudanças" que você pode considerar insignificantes:

- Fumar um ou outro cigarro, mesmo após a etapa de uso dos adesivos, porque está em uma situação em que sempre fumava ou, então, porque está na companhia de pessoas que fumavam com você. Ou ainda porque acha que consegue fumar em um outro formato "menos prejudicial" à sua saúde;
- Pensar que existe a possibilidade de construir uma nova forma de ser fumante, mais cuidadoso ou que fume poucos cigarros apenas em ocasiões especiais é um dos mais frequentes enganos que ocorre.

Entenda por que isso não acontecerá: existem razões fisiológicas que determinam a continuidade do processo de dependência à nicotina. Enquanto o organismo estiver recebendo nicotina, independentemente da quantidade, funcionará no Modo Dependência. Isso significa que o fumante sentirá abstinência entre um cigarro e outro e, por isso, não conseguirá experimentar um novo estado que chamarei aqui de Modo Não Dependência. Este Modo Não Dependência é aquele em que a pessoa passa a perceber que realmente está bem, tranquilo e sem vontade nenhuma de fumar. Pode até se lembrar do cigarro, mas são dois estados completamente diferentes.

Esta é a realidade que vivencio ao longo de anos acompanhando pessoas neste processo inteligente de parar de fumar. Afirmo que é inteligente porque a pessoa passa pelo processo com total entendimento de tudo o que acontece com seu organismo no momento em que estiver saindo do Modo Dependência para o Modo Não Dependência em definitivo.

Enquanto a pessoa que estiver no processo não entender a importância desse comprometimento em seguir exatamente à risca todas as orientações ao longo do tratamento, não poderá usufruir das experiências que serão fundamentais para o sucesso do seu objetivo: parar de fumar.

E o pior: ela não acreditará que um dia poderá e será livre definitivamente do cigarro – não porque o processo não funcionou para ela, mas porque sabotou o processo por decisão própria. Também não será por abstinência ou por falta de capacidade pessoal ou física para conseguir.

O que você está tendo a oportunidade de conhecer aqui é a história de vida de quem experimentou e vivenciou essa capacidade. Pessoas comuns, que a princípio tinham as mesmas preocupações que talvez você possa estar tendo ainda, se comprometeram em seguir as orientações e, com isso, pararam de fumar sem sofrer e não apenas permanecem livres do cigarro, mas ainda desejam partilhar suas experiências, pois desejam contribuir com tantos fumantes necessitados de um encorajamento, de uma demonstração de algo diferente e possível de ser vivenciado neste segmento da saúde.

É totalmente possível parar de fumar sem sofrer. Por isso, insistirei quantas vezes forem necessárias na afirmação a todos vocês que estão lendo este livro. É a mais pura verdade!

Quais as orientações, então, que devem ser seguidas à risca ao longo do tratamento? Vamos revisá-las?

Início do tratamento

É o período em que não estão usando medicamentos e podem continuar fumando. Esta é uma das maiores surpresas por parte dos pacientes: o fato de, quando iniciam, serem orientados para que apenas comecem a adquirir os conhecimentos que precisam receber nessa fase, sem a menor preocupação com o fato de não se afastarem do cigarro.

Inclusive, precisam fumar nesse período e isso não é algo a ser negligenciado. Fumar com tranquilidade e sem culpa é um estado inédito para todos. Esse estado de "poder fumar por recomendação" e essa sensação de poder fumar sem culpa é algo que o fumante precisa vivenciar; é terapêutico e, ao mesmo tempo, é o início do processo cognitivo de que ele é livre e continuará sendo mesmo após a cessação definitiva do tabagismo.

Essa experiência de fumar com liberdade e sem a preocupação de estar fazendo algo que não deveria é diferente do que a maioria dos fumantes já tinha vivenciado por longos anos em suas vidas.

É comum as seguintes referências que esses pacientes trazem quando chegam em busca do tratamento: "Doutora, eu já venho há muitos anos me sentindo incomodado com o fato de saber que deveria parar, mas não conseguir".

Essa sensação de fumar, mesmo ciente de que não deveria estar fazendo isso, causa no fumante um sentimento de incapacidade diante de uma necessidade que ele imagina estar acima de suas forças. E faz com que ele passe a superdimensionar o poder da dependência do cigarro em relação ao seu poder e à sua capacidade de interromper o ciclo.

Como mudar essa percepção dos fumantes? Libertando-os a partir dos conhecimentos específicos do processo fisiológico da cessação do tabagismo.

Primeiro, é preciso tomar conhecimento de que existe uma possibilidade real e concreta de interromper o processo de dependência química e que essa interrupção mudará a maneira de seu organismo frente à oferta do cigarro.

Na prática, isso significa que o organismo de um fumante pode voltar a se tornar o organismo de um não fumante se algumas atitudes concretas forem tomadas da forma correta, sem sabotagens e sem modulações diferentes.

Para isso, é preciso ter acesso ao conhecimento de que existe essa possibilidade de mudança orgânica para que uma pessoa que fumou por mais de 60 anos, por exemplo, tenha condições de "parar de fumar da maneira certa".

Este tratamento, portanto, baseia-se em um programa cognitivo que desmistifica muitos conceitos a respeito da dependência ao tabagismo. São conceitos que aprisionam os fumantes à ideia de que estarão eternamente sujeitos à doença ou à dependência.

Ao adquirirem esses conhecimentos, assumem uma nova postura frente à dependência, uma postura de enfrentamento com maior segurança.

Período inicial e preparatório para a cessação do tabagismo

- Continuar fumando.

No início do tratamento, quando recebem a orientação de que devem fumar sem nenhuma restrição, limite ou redução do número de cigarros, a informação, algumas vezes, é negligenciada.

Esse comportamento acaba ocorrendo porque alguns pacientes tomam iniciativas contrárias, pensando que estão fazendo o certo e que serão mais proativos se já se anteciparem em parar de fumar até mesmo antes dos demais. Ao final, porém, isso acaba sendo um grande equívoco porque, quando fazem isso, estão na verdade criando um estado de cessação do tabagismo contrário ao que proponho no tratamento. Mas por que essa decisão tem efeito contrário?

Vou explicar com total clareza o porquê: a recomendação para que fumem nas primeiras etapas do tratamento foi estrategicamente elaborada com base em pesquisas e estudos em várias áreas do conhecimento.

Somente após esses estudos, a recomendação foi incorporada à Metodologia de tratamento. O objetivo é proporcionar aos pacientes total conforto fisiológico, emocional e, o mais importante: conforto cognitivo a respeito das transformações e preparações orgânicas para o processo de parar de fumar.

Quando o paciente decide, por conta própria, mudar o passo a passo, antecipando ações, ele está, na verdade, prejudicando o processo. Agindo assim, ele deixa de usufruir os benefícios e o conforto fisiológico que poderia sentir se estivesse seguindo a recomendação exatamente como foi proposta.

Consequentemente, essa mudança feita por conta própria passa a comprometer o andamento do processo, já que ocasionará sensações orgânicas e emocionais que modificarão o formato do tratamento para a pessoa.

Uso correto dos medicamentos e demais indicações para a preparação orgânica do paciente

É importante seguir as orientações das dosagens dos medicamentos para cada caso.

Assim que recomendada, a interrupção do consumo do cigarro deve ser executada imediata e completamente. O paciente não deverá acender mais nenhum cigarro. Será a atitude que vai garantir que o processo orgânico da cessação do tabagismo aconteça com total sucesso.

Os pacientes podem ficar tranquilos, pois estarão orgânica e cognitivamente prontos. Se tiverem feito tudo da maneira proposta, não sofrerão.

Caso contrário, se ficar sabotando o processo, fumando um ou outro cigarro no meio do caminho, impedirá essa mudança orgânica. Essa permissividade de continuar fumando, mesmo que esporadicamente ou apenas algumas tragadas, impedirá a pessoa de conhecer a forma mais confortável de voltar a ser um não fumante.

O que fazer quando ocorre essa mudança do processo e a pessoa decide voltar a fumar mesmo depois de já ter ficado um tempo sem cigarro?

Muita atenção agora! Caso isso tenha acontecido com você, tenho uma saída para seu caso. Desde que, é claro, você faça uma reflexão importante antes de revelar qual é a saída.

Você está disposto a fazer esta experiência que proponho desde o início do tratamento: de parar de fumar de uma forma tranquila, segura e definitiva?

É uma pergunta aparentemente simples e repetitiva. Não importa o que você pensa da pergunta. O que importa é o que você, de fato, responderá primeiramente para si mesmo. Veja que eu não perguntei se há a vontade de parar de fumar. Estou perguntando se está disposto a experimentar parar de fumar da maneira certa, sem sabotagens no meio do caminho e sem mudanças por conta própria. Se sua resposta for *sim*, proponho que faça um caminho de volta ao início. Isso significa voltar a fumar e reiniciar o tratamento desde os primeiros passos, refazendo todo o processo exatamente como foi proposto, de acordo com todas as recomendações de cada etapa. Só que agora com uma pequena diferença: já que você sabe qual medicamento pode usar e em quais dosagens, retorne o uso dos medicamentos seguindo fielmente as indicações.

Você vai se surpreender com o que acontecerá. Se não houver nenhuma mudança do que foi proposto, terá a oportunidade de viver a experiência e a grande conquista em sua vida. Dê a si mesmo essa segunda chance.

A sensação de refazer o processo, de ter uma nova oportunidade, de viver uma experiência nova é muito gratificante e um alívio para muitas pessoas que, no meio do caminho, acabaram deslizando e perdendo o rumo do processo. Essa primeira tentativa um pouco atrapalhada, mesmo que com boas intenções, é relativamente comum. Muitos passarão exatamente por isso antes de concluírem o processo definitivo de parar de fumar. O que importa é que façam logo em seguida da forma certa.

Façam isso e verão que é possível alcançar o sucesso definitivo. Vocês têm condições. Acreditem!

Lembretes importantes:

- Continue usando os medicamentos conforme recomendado e faça a transição para a terceira caixa de adesivos de nicotina, de acordo com as orientações para seu grau de dependência;
- Prática de atividade física: é recomendado que você pratique alguma atividade física nesse período. De preferência, aeróbica e no mínimo de duas a três vezes na semana. Escolha uma atividade que proporcione prazer, como caminhada ao ar livre, dança, bicicleta, natação etc.;
- Continue priorizando a alimentação saudável e compatível a seu momento de boas escolhas.

Novamente, quero dar os parabéns por estar realizando este programa terapêutico. Saiba que você fez uma das melhores e mais importantes escolhas de sua vida ao decidir parar de fumar definitivamente.

Essa decisão tem o poder de gerar outras mudanças em sua vida para melhor.

"E tudo o que pedirdes ao Pai em meu nome, vo-lo farei, para que o Pai seja glorificado no Filho." (João 14-13)

CAPÍTULO 6

DAS PERDAS ÀS CONQUISTAS

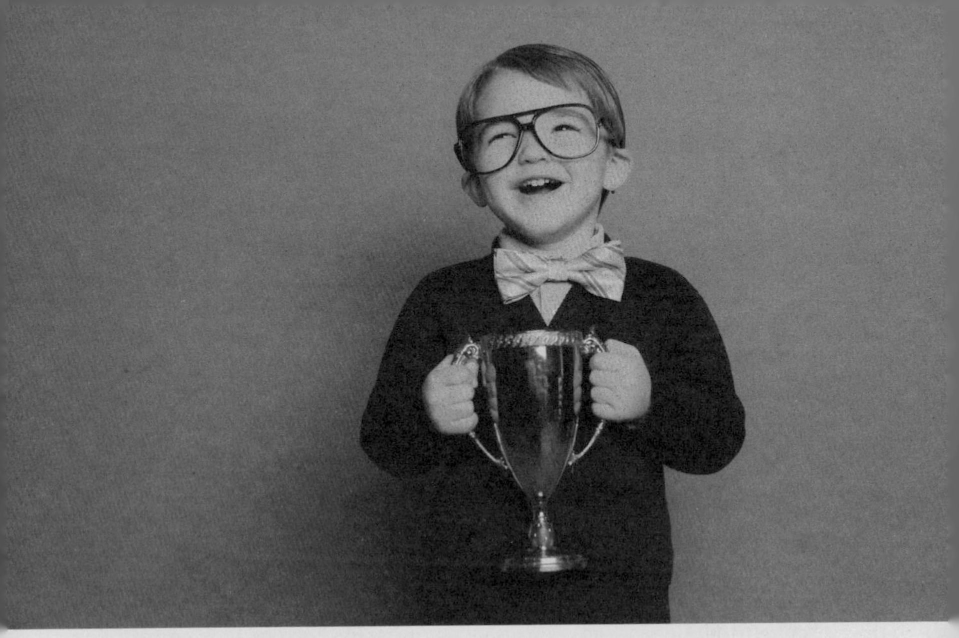

Resgatando o que o cigarro roubou de você

Se está seguindo corretamente nosso tratamento, deve estar na transição da terceira caixa de adesivos de nicotina para a quarta. Ou seja, há três semanas sem fumar.

Mais uma vez, faço questão de dar meus parabéns a você!

Nessa fase, é comum os pacientes relatarem que se encontram bem melhor, tendo menos lembranças ao longo do dia, alguns até mesmo chegam a se surpreender por não estarem tendo lembranças do cigarro ou bem poucas. Um fator significativo e comum à maioria dos pacientes é que sabem que estão em processo evolutivo de cessação do tabagismo; cada vez mais distantes do processo de dependência. Esse entendimento é fundamental e totalmente libertador.

Você já parou para pensar no que de fato ocorreu quando você acendeu seu primeiro cigarro? É como se estivesse assinando um contrato no qual estaria dando plenos poderes para que ele, o cigarro, pudesse definir, a partir dali, a história de sua vida. Sabe por quê?

Esse cigarro que você acendeu de forma totalmente despretensiosa um dia definiu que estaria disposto a viver 5, ou até mesmo 10 anos, a menos por causa dele, definiu que estaria disposto a enfrentar doenças por causa dele, definiu que impactaria negativamente a vida de muitas pessoas, prejudicaria relacionamentos, ou quem sabe até mesmo deixaria de viver relacionamentos maravilhosos.

Embora muito se fale sobre os impactos negativos do cigarro na saúde física, serão os impactos negativos em outros campos que causarão grande arrependimento e frustração em muitos fumantes após longos anos na dependência.

Nesse momento é importante que pare e pense em tudo o que o cigarro roubou de você, principalmente do seu bem-estar em várias áreas da vida. Assim, uma das maiores conquistas de se passar por um processo de cessação do tabagismo com essa Metodologia é o entendimento de como a tomada de decisão de parar de fumar tem o poder de gerar mudanças em todos esses campos ou dimensões de sua vida conduzindo-o a um verdadeiro e mais amplo estado de bem-estar, livre do cigarro.

Bem-estar físico

Em 2015, morreram no país 256.216 pessoas por causas relacionadas ao tabaco, o que representa 12,6% dos óbitos de pessoas com mais de 35 anos. Desse total:

- 35 mil foram vítimas de doenças cardíacas;
- 31 mil de DPOC;
- 23.762 de câncer de pulmão;
- 17.972 de fumo passivo;
- O tabagismo também é responsável por 90% dos casos de câncer no pulmão (entre os 10% restantes, 1/3 é de fumantes passivos);
- 25% das doenças vasculares (entre elas, derrame cerebral);
- 30% das mortes decorrentes de outros tipos de câncer (de boca, laringe, faringe, esôfago, estômago, pâncreas, fígado, rim, bexiga, colo de útero, leucemia).

O ato de fumar está na contramão da prática da atividade física com qualidade. Rouba o condicionamento físico, a disposição, interferindo negativamente no campo da saúde física com várias consequências.

Sem deixar de levar em conta os prejuízos físicos que o cigarro causa, acredito muito em estimular o fumante para que possa se imbuir de conhecimento sobre a dependência e sobre o processo ideal de cessação do tabagismo e, assim, desenvolver uma forte sensação de capacitação, de merecimento, de ânimo para o que virá de bom quando parar definitivamente de fumar.

São esses sentimentos – induzidos e estimulados – que prepararão o campo emocional do processo com totais condições de acontecer da forma correta. Mudar pelo prazer do que virá de bom em todos os campos da vida, no meu entendimento, é mais proveitoso e eficaz do que mudar pelo medo do que foi ou do que será.

Envelhecimento precoce

Quando recebo pacientes em busca do tratamento, percebo o quanto o cigarro alterou a aparência física deles de forma significativa, causando um inegável envelhecimento precoce. A primeira impressão é de que a idade é mais avançada do que realmente dizem ter.

O tempo é implacável para todos, mas temos condições de retardar significativamente seus efeitos em nosso organismo, seja na pele ou nos demais órgãos. Para isso, basta fazermos boas escolhas em diversas áreas que contribuem para a nossa saúde de forma integral, como alimentação, descanso, diversão, relacionamentos positivos, contribuição social, enfim atitudes a favor da vida, do bem-estar próprio e, também, do semelhante. Todas essas escolhas nos possibilitarão uma longevidade maior e de melhor qualidade de modo geral.

Portanto, além de todos os problemas que o cigarro acarreta para o físico, como doenças graves e mortes prematuras, há ainda os prejuízos da antecipação e aceleração do envelhecimento. Esse processo acaba levando muitos a perderem momentos preciosos de suas vidas, os quais poderiam estar desfrutando com mais vitalidade, disposição e tendo como bônus uma bela aparência.

Em resumo: parar de fumar só traz benefícios.

Ainda no campo do bem-estar físico, um dos grandes enganos que muitos fumantes cometem é considerar verdadeira a associação de que fumar faz com que se mantenham magros. Ou ainda, a falsa ideia de que parar de fumar terá como consequência o ganho de peso.

Esse pensamento é um dos principais fatores que aprisionam muitos fumantes na dependência à nicotina. Se valer do cigarro para manter-se magro é uma grande distorção da realidade porque, além de ser extremamente ilusório e temporário, é uma escolha devastadora em todos os sentidos.

De acordo com estudo publicado na revista científica norte-americana Obesity, mulheres que fumam anseiam comer alimentos gordurosos com mais frequência do que as que não fumam. E que os desejos por cigarros e por comida estão relacionados de tal forma que, quanto mais elas querem o cigarro, maior é o desejo por carboidratos e alimentos ricos em gordura.

"Os fumantes não ganham menos peso corporal ao longo do tempo do que os não fumantes. Pior que isso, o fumo está associado ao aumento da obesidade central – melhor preditor de morbidade e mortalidade do que o índice de massa corporal", detalha esse estudo.

Além das evidências, o que tenho constatado ao longo dos anos é uma verdadeira transformação no modo de viver da maioria. Eles passam a adotar a prática constante de atividade física, não mais por obrigação ou esforço sofrido, mas, sim, por prazer e pela sensação de resgate da própria saúde. É gratificante ver essa mudança na vida das pessoas que reconhecem a grande oportunidade que a vida apresenta – de viverem mais e com mais qualidade sem precisar fumar. Isso é libertador, é gratificante e altamente motivador.

Mais atividade física, melhor performance! Muitos até mesmo emagrecem no processo e se mantêm melhor fisicamente do que se estivessem fumando pelo medo de engordar.

Abordarei também o bem-estar emocional e, nesse campo, posso garantir o quanto muitos de meus pacientes sofreram quando eram ao mesmo tempo fumantes e praticantes de atividade física. Nessa condição, sentiam-se totalmente na contramão de tudo o que acreditavam e queriam para si.

A dependência do cigarro faz com que muitos atletas se sintam extremamente desconfortáveis e constrangidos pelo fato de serem fumantes. É comum esse tipo de relato por parte de fumantes que praticam esportes e outras atividades físicas, como dança, esportes na natureza, entre outros.

Fumar é algo que interfere significativamente na performance das pessoas. Ainda que muitas não tenham se dado conta, é uma questão de tempo para começarem a perceber e comprovar esses danos à saúde.

Eu já ouvi e continuo ouvindo dos meus pacientes, especialmente daqueles que, mesmo fumantes, praticam atividade física, o quanto se sentem mal pelo fato de saberem que fumar "não combina", "não está de acordo". Eles se sentem envergonhados por estarem fumando.

Há também aqueles que não praticam atividade física pela falta de disposição, ânimo e menos ainda condicionamento. No fundo, pensam: "De que vai me adiantar fazer exercício físico se, na prática, não consigo parar de fumar? De nada vai adiantar eu tentar".

A esses, respondo: sigam todas as etapas de nosso tratamento que, quando chegar a hora da prática da atividade física, estarão preparados para começar da maneira correta e desfrutar de todos os benefícios para o corpo e para a mente.

Bem-estar social

De que forma o ato de fumar pode interferir socialmente na vida de quem fuma? Devido às políticas públicas de restrição dos espaços dos fumantes, proibindo que se fume em locais fechados, os fumantes se viram obrigados a fumar apenas em locais com as devidas permissões.

Esses locais, em sua maioria, são passagens, entradas de shoppings, ou mesmo áreas fechadas dentro de estabelecimentos. Algumas delas todas de vidro e com sistema de ventilação interno que bloqueia a saída do ar, fazem que as pessoas que lá estão tenham que se submeter a respirar um ar supersaturado.

Em alguns espaços, os fumantes são vistos por quem transita do lado de fora, tornando essa exposição humilhante para muitos.

Há ainda ocasiões e reuniões de amigos em bares, festas, restaurantes, em que a pessoa precisa sair várias vezes, interromper conversas interessantes para ir para fora do estabelecimento, esteja frio ou não. Essas várias saídas acabam deixando o parceiro ou as pessoas do convívio geralmente incomodadas, constrangidas e até mesmo irritadas, pois não conseguem ter a pessoa que fuma inteiramente conectada ao momento.

A falta de autonomia de quem necessita fazer viagens de avião é outra realidade. O simples fato de imaginarem que terão que passar muitas horas em voos longos sem poder fumar faz com que muitos fumantes desistam até mesmo de viajar.

Ou seja, a dependência ao cigarro interfere de diversas formas na vida social das pessoas, fazendo com que passem a ser regidas ou se permitam apenas fazer aquilo que "conseguem" pelo fato de estarem fumantes. Isso é uma forma de existência limitada e que pode ser comparada a uma prisão – a prisão à dependência ao cigarro.

Viver o tempo todo preocupado com o próprio cheiro é outra queixa constante. Ouço muitos pacientes referirem o quanto gastam com produtos de higienização para se manterem livres do odor do cigarro, sendo que, em muitos casos, tudo isso é inútil. O cheiro, como sabemos, acaba ficando impregnado.

A decisão de parar de fumar é uma verdadeira mudança de rumo, que promove uma grande satisfação. É comum pacientes revelarem o quanto é agradável e prazeroso poderem usar um perfume pela manhã e se sentirem perfumados até o final do dia.

Conflitos conjugais

Outra situação importantíssima a ser considerada é com relação ao desgaste emocional causado pelo cigarro nos relacionamentos. Muitos casais sofrem verdadeiros dilemas e conflitos sérios porque um dos cônjuges fuma.

Constantemente atendo pessoas passando por esse dilema, que chegam até mesmo a admitir que estão a ponto de se separarem pelas constantes brigas.

Um grande número de casais passa por conflitos recorrentes devido ao tabagismo, a ponto do marido ou da mulher não suportar mais a situação. Os argumentos mais comuns são os seguintes:

- Não aguento mais o cheiro!
- Está insuportável conviver!
- Não existe mais companheirismo entre nós.
- Você sempre tem que sair da mesa (do restaurante ou do bar) para fumar lá fora.

- Não posso programar viagens de avião porque você não suporta a ideia de ficar muitas horas em um voo sem poder fumar.
- Nossos filhos pedem constantemente para que você pare de fumar, mas é inútil.
- Nossa vida sexual já não é mais a mesma.
- Seu estado de humor depende diretamente do cigarro.
- Preocupo-me com o fato de estar fumando passivamente por sua causa.
- Meus filhos têm crises de bronquites recorrentes.

Essas são as referências clássicas mais comuns no dia a dia de um relacionamento em que um dos parceiros é fumante. No final, quem acaba sofrendo com todas as acusações diariamente é o próprio fumante. Ele se recrimina a todo momento pela sua dependência à nicotina e por não saber como deixar de fumar. Também imagina que não será capaz ou, então, que vencer o tabagismo está acima de suas forças.

O triste de tudo isso é pensar que muitos desses conflitos ou, até mesmo as separações, poderiam ser evitadas se as pessoas tivessem tido a oportunidade de conhecer a forma certa de parar de fumar definitivamente.

Por isso, considero importantíssimo esclarecer o quanto é necessário que todos passem a entender como se processa a doença nicotina-dependência. Assim, compreenderão por quais razões a tomada de decisão de parar de fumar não é tão simples quanto as pessoas que não fumam imaginam.

Pessoas que perderam entes queridos por conta do cigarro sofrem por estarem fumando. Quantas pessoas já sofreram perdas de entes queridos por consequência do tabagismo, vivenciando momentos de extremo sofrimento e dor? No entanto, por não conseguirem parar de fumar sozinhos, mesmo já tendo passado por tudo isso, continuam fumando.

Essa condição causa um sofrimento emocional extremo em quem está vivendo a situação. Os pensamentos geralmente são:

- Como posso continuar fumando se passei por tudo isso?
- Como eu deveria ter forças para não repetir essa história para os que me amam?
- O quanto estou fazendo meus familiares sofrerem pelo mesmo medo de virem a me perder por conta do cigarro?

Cigarro × Família

Pais e avós fumantes sofrem por ser mau exemplo para seus filhos e netos

No campo familiar, os pais e avós que estão fumantes se sentem emocionalmente arruinados por saberem que não deveriam estar fumando, principalmente por prejudicar a saúde de seus familiares.

Eles sabem que, mesmo fumando distantes ou fora do espaço interno da casa, estão expondo seus familiares aos riscos do tabagismo passivo. Pior: sabem que essa atitude de fumar pode levar seus filhos ou netos a um dia repetirem a péssima escolha. Essa é uma preocupação constante que causa verdadeiro estresse mental e emocional para a maioria dos fumantes.

É possível afirmar que todos os pais fumantes são abordados incansavelmente pelos filhos, muitos deles crianças, que vivem o desespero de terem acesso a tantas informações a respeito das consequências do tabagismo no organismo de quem fuma.

Isso é desesperador e sofrido demais. Tenho registrado inúmeros casos de pacientes relatando esse tipo de desgaste emocional.

Há um caso, em especial, que nunca esqueci. É a história da Lucila. Quando veio em busca do meu tratamento, por meio do qual parou de fumar e já está há muitos anos livre do tabagismo, vivia o sofrimento de ter sido afastada do convívio de uma neta por sete anos. O genro não permitia que a filha dele convivesse com a avó pelo simples fato de ela fumar.

Quando Lucila passou pelo tratamento e, enfim, parou definitivamente de fumar, pôde receber a neta já com sete anos para dormir em sua casa. Só a partir daí, teve a permissão do genro.

Esses são apenas alguns exemplos da influência negativa do ato de fumar, que impede a pessoa de desfrutar de um verdadeiro bem-estar social enquanto está presa à dependência ao tabagismo.

Parar de fumar, portanto, é uma atitude que resgatará de forma significativa o bem-estar social de quem estava fumante e, agora, já não precisa mais do cigarro.

Bem-estar intelectual

Os fumantes têm grande dificuldade de raciocinar quando lhes falta a droga. Isso os leva a pensar que o cigarro melhora a capacidade de raciocínio. Todavia, pesquisas científicas têm provado exatamente o contrário. A aparente melhora de raciocínio quando fumam provém da dependência que os deixa com a mente mais incapacitada nos momentos de abstinência. Na realidade, a maior capacidade que têm quando estão fumando ainda é inferior à que teriam se nunca fumassem.

Há várias pesquisas que atestam o fato. Em uma delas, da Universidade de Michigan (EUA), ficou comprovado que o consumo prolongado de tabaco prejudica o raciocínio. Os resultados desta investigação científica levaram pesquisadores que se dedicam a estudar o alcoolismo a reavaliar seus trabalhos e considerar o impacto do hábito de fumar em seus estudos, item normalmente excluído das análises dos efeitos do alcoolismo no cérebro – comentou a autora da pesquisa, Jennifer Glass, do Departamento de Psiquiatria da Universidade de Michigan. Segundo ela, de 50% a 80% dos alcoólatras também fumam.

O trabalho de Glass derruba a percepção comum entre os fumantes de que o cigarro ajuda a manter a concentração e a manter a mente alerta, sobretudo em momentos de muito trabalho ou estresse.

A equipe de pesquisadores liderada por Glass analisou a relação entre o consumo continuado de tabaco e a redução da capacidade mental de 172 homens – consumidores ou não de bebidas alcoólicas.

O estudo não só confirmou as conclusões de pesquisas anteriores que vinculavam o alcoolismo a problemas de rapidez e clareza da função cognitiva a uma redução do coeficiente intelectual, como também revelou o efeito similar causado pelo fumo.

As consequências negativas na memória, na capacidade de resolver problemas e no coeficiente intelectual foram mais intensas entre as pessoas que já fumavam há muitos anos, atestou a pesquisadora.

A pesquisa mostrou também que os homens que fumavam e bebiam apresentavam uma capacidade de raciocínio ainda menor. É mais uma constatação de que os fumantes são enganados pelo tabaco, que diminui a capacidade intelectual, enquanto dá a eles a impressão contrária.

É preciso, portanto, desmistificar a ideia de que fumar melhora os níveis de atenção. O que a dependência à nicotina ocasiona é um prejuízo significativo à capacidade intelectual e aos níveis de atenção fisiológicos, causando – entre os vários momentos de síndrome de abstinência ao longo do dia, no intervalo entre os cigarros –, desconcentração e dificuldade de raciocínio.

Profissionais da saúde: juntos, somos melhores!

Imagino que você tenha pensado que este livro foi escrito somente para fumantes que precisam parar de fumar, estou certa? Embora os recursos necessários para que isto aconteça serão abordados aqui, o objetivo deste livro é promover algo além do que simplesmente uma pessoa ou um único leitor consiga parar de fumar.

Este livro é o meu próximo passo neste segmento da saúde. Após 18 anos promovendo e me dedicando à missão que considero uma das mais necessárias na área da saúde e tendo o privilégio de ver tantas vidas serem transformadas por esta Metodologia de Tratamento, me dirijo a partir de agora à complementação deste trabalho.

Eu considero o próximo passo, pois a inércia dos profissionais de saúde é uma das mais terríveis algemas que aprisionam os fumantes na dependência do cigarro por anos, justamente pela falta de atuação dos profissionais de saúde com relação à ajuda e à orientação de seus pacientes tabagistas.

Esta consideração não deve ser compreendida como uma crítica destrutiva – longe disso. Quando me dirijo aos dependentes da nicotina, incluo muitos profissionais da saúde: médicos, dentistas, fisioterapeutas, psicólogos, psiquiatras, neurologistas e por aí vai.

Se a dependência do cigarro é algo que impacta negativamente a vida de pessoas de outras áreas, imagine para os profissionais da saúde. As pessoas não fazem ideia como é difícil para um médico, dentista, psicólogo, psiquiatra, entre outros especialistas serem dependentes do cigarro. Uma verdadeira batalha para conciliar o que deveria ser sua obrigação e missão que é retirar seus pacientes de riscos à saúde, sendo que eles mesmos podem vir a ser o protótipo do que seus pacientes não devem fazer. Isso é extremamente desgastante para a maioria, ao menos o é para os que verdadeiramente se importam com a missão de promover vida e saúde a seus pacientes bem como à própria vida.

Um dos pacientes atendidos há muitos anos, dentista altamente capacitado, professor e um dos profissionais mais bem conceituados em sua especialidade, quando veio para o tratamento, fumava 3 maços de cigarros por dia. Ele detalhou muitas vezes inúmeras situações constrangedoras e desconfortáveis vivenciadas ao longo de sua profissão por conta da dependência ao cigarro. Desde que parou de fumar com o tratamento, se disponibiliza a contar sua história de "libertação" do cigarro com muita generosidade. Ele o faz na intenção de que outros profissionais possam se abrir também à iniciativa tão necessária para o próprio bem, mas, em especial, para o bem de tantos pacientes.

Essa referência quanto ao fato de que uma das mais terríveis algemas que aprisionam os fumantes na dependência é a falta de atuação por parte dos profissionais da saúde é fruto de uma constatação em relação ao pouco ou quase nenhum aprendizado desses profissionais da saúde a respeito da Metodologia existente para o tratamento da doença chamada nicotina-dependência e, ainda mais, pela falta de reconhecimento de que o tabagismo é uma doença tratável.

A demonstração da inabilidade e do desconhecimento por parte da maioria dos profissionais da saúde quanto ao tratamento do tabagismo ocorre pela abordagem dos pacientes. Quando uma pessoa tabagista visita qualquer profissional da área da saúde para cuidar da especialidade que for, uma das principais necessidades que este paciente leva consigo é a necessidade de ser ajudado a parar de fumar. Concordam comigo?

Ocorre que, quanto a esta necessidade, poucos profissionais farão intervenção de forma eficaz. A maioria não fará absolutamente nada em relação a isso pelo simples fato de que não sabe fazer, pelo simples fato de que não se considera responsável por esta área, não considera um problema de saúde dentro da sua "especialidade", deixando, assim, de cumprir com uma das maiores necessidades, se não a maior necessidade desse paciente.

Não resta a menor dúvida de que, quando uma pessoa é dependente do cigarro, será um fator prejudicial. Na maioria das vezes, poderá até mesmo ser o fator gerador de grande parte das patologias e enfermidades que diariamente chegam aos consultórios de inúmeros profissionais de saúde.

Reforço aqui que esta não é uma crítica destrutiva aos profissionais da saúde, e sim uma simples constatação do que acontece;

excluindo, é claro, deste quadro os excelentes profissionais especialistas que atuam exatamente neste segmento da saúde.

Por que não faço uma crítica, e sim uma constatação? Embora o tabagismo tenha sido considerado doença em 1995, somente em 2003 a Metodologia de Tratamento para esta doença foi reconhecida como eficaz. Portanto, houve uma longa trajetória para o tabagismo deixar de ser um vício ou um mau hábito para ser reconhecido como uma doença realmente e prover de uma cura científica. Ainda que, para muitas pessoas, incluindo profissionais da área da saúde, haja resquício desse equívoco.

Além disso, por relatos de pacientes que chegam ao meu consultório, enfatizo a falta de consideração de profissionais de áreas diversas um fator preponderante à saúde ser deixado apenas como registro na anamnese do paciente, sem qualquer tipo de intervenção com relação ao tabagismo ou dependência à nicotina.

Assim, considero responsabilidade de todo e qualquer profissional da saúde um olhar atento e acompanhamento do paciente, monitorando o tratamento à dependência para que tenha resultados realmente eficazes em qualquer tratamento. No entanto, cabe ressaltar também o quanto o especialista conhece da Metodologia para ajudar o paciente. Não adianta apenas recomendar medicamentos para que o paciente pare de fumar, gerando apreensão, estresse, nervosismo ou até mesmo pânico em certos casos.

A missão de parar de fumar só com medicamentos, sem nenhuma orientação, direcionamento ou entendimento de todas as particularidades da doença Nicotina-dependência é uma verdadeira "missão impossível". Lembre-se de que são seres humanos, dependentes de uma droga extremamente potente e portadores de uma doença que necessita de um processo inteligente de cessação do tabagismo.

Tendo ciência de tudo isso que acabo de apresentar a respeito da dependência à nicotina, receitar um medicamento ao paciente e pedir para que ele volte depois de ter parado de fumar não pode ser considerado um tratamento do tabagismo. O profissional está piorando a vida desse paciente, pois provavelmente ele não conseguirá atingir o objetivo e se considerará o problema "impossível de ser resolvido", o que é um grande equívoco.

Outro perigo é o paciente conseguir parar de fumar com o tal medicamento, porém sem nenhuma aquisição de conhecimento no processo o que gerará uma sensação de que, embora ele não esteja fumando, existe o risco de não aguentar permanecer nesse estado por muito tempo. Apenas não está acendendo cigarros por conta do uso deste ou daquele medicamento, ou seja, existe uma ausência de conhecimentos responsáveis pela consolidação do processo de cessação do tabagismo, deixando-o suscetível a inúmeras crenças que poderão mantê-lo preso à dependência, causando desequilíbrios alimentares e emocionais, interferindo em seus relacionamentos, na profissão e na saúde.

Quantos casos de pacientes que param de fumar e se tornam pessoas irritadiças, entristecidas, desanimadas, obesas, alguns até mesmo alcoólatras. Essas descompensações podem ser fruto de processos de cessação do tabagismo resultantes apenas do uso de medicamentos, sem aquisição de conhecimentos, ou seja, sem a cognição necessária do processo de Cessação do Tabagismo.

Esses conhecimentos que libertam a pessoa da doença, fisiologicamente, por consequência, também a libertará emocionalmente, gerando a segurança de que está livre dessa "prisão" em sua vida. Isso sim é resultado de um Tratamento do Tabagismo completo e eficaz.

Diante das colocações, creio que se tornará mais clara a minha afirmação de que esta não é uma crítica destrutiva para com os profissionais da saúde em geral. Isso não significa que não seja da responsabilidade deles a realização de abordagens efetivas em relação ao problema de seu paciente. É uma necessidade para todo e qualquer profissional da saúde orientar o paciente a respeito do que existe em termos de tratamento para a dependência.

Para isso se faz necessária a aquisição de conhecimentos que os capacitem a serem coparticipantes do processo de tratamento que poderá ser executado por um especialista na área, especialista que terá acesso aos recursos provenientes de um Tratamento Completo e eficaz para a resolução da patologia reconhecida como Nicotina-dependência.

Ao me referir que a inatividade dos profissionais de saúde é uma das principais algemas que mantêm os tabagistas presos à dependência, apresento o que considero ser uma chave que poderá ser utilizada por muitos, ou melhor, por todos aqueles que verdadeiramente tiverem o desejo de contribuir com a necessidade de seus pacientes, mesmo que não tenham o preparo acadêmico ou prático para tal atuação ou intervenção.

Algo precisa ser feito e pode ser feito para a redução do número de fumantes. Então, faço um grande chamado a todos os profissionais de saúde que, por ventura, tenham o interesse em se tornar verdadeiros agentes transformadores da realidade de vida de muitos de seus pacientes tabagistas, um chamado para que possamos realizar um trabalho em conjunto neste segmento da saúde, tão necessitado de ações eficazes, inteligentes e completas em termos de recursos direcionados ao sucesso do processo de cessação do tabagismo, de forma que todos os envolvidos possam ser beneficiados com os resultados da parceria.

Não se perturbe o vosso coração.
Credes em Deus, crede também em mim.
(João 13-13)

CAPÍTULO 7

UM NOVO CONCEITO DE BEM-ESTAR

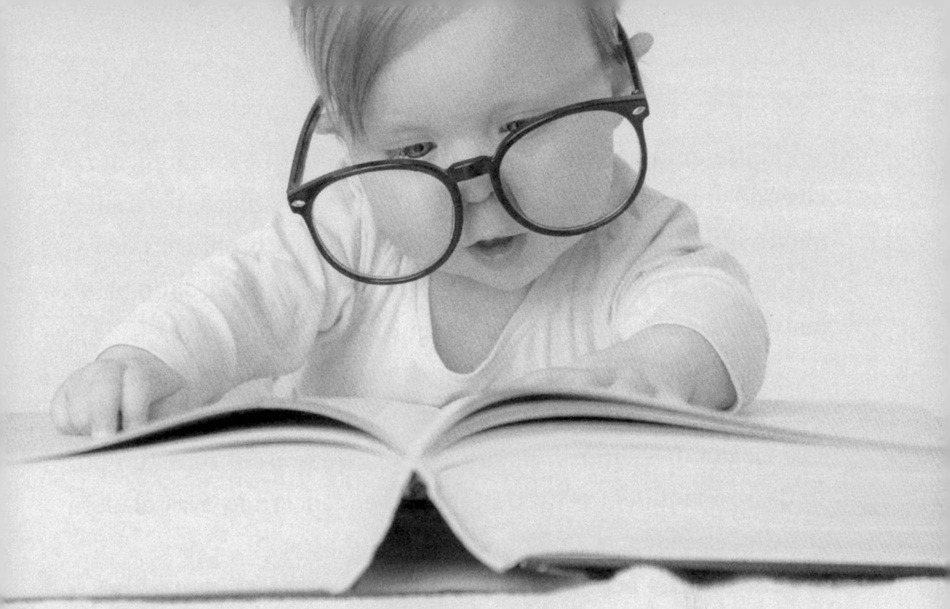

Um novo estilo de vida

Você parou de fumar, por isso é importante que entenda a dimensão dessa conquista que já está promovendo inúmeras mudanças em sua vida. Mudanças fisiológicas resultantes do fato de não estar mais contaminando seu organismo com substâncias tóxico-cancerígenas que, seguramente, estavam conduzindo você para um contexto de doença e a um estado de muito sofrimento.

Quando retorno à reflexão, meu objetivo é que você também faça isso. Chamamos isso de "reforço de tomada de decisão", que nada mais é do que ter bem claro a total consciência do valor de sua atitude de parar de fumar, de todo empenho que dedicou para alcançar tal propósito.

É importante que reconheça e, principalmente, tenha um sentimento de gratidão a Deus por ter feito isso a favor de sua vida, de sua saúde. Ninguém mais poderia fazê-lo por você.

Pense em quantas pessoas estão fumando nesse momento e vivendo grandes conflitos. Muitas enfrentando situações extremamente sérias, doenças em estágios já avançados, problemas de várias ordens em decorrência do cigarro, sem conseguir dar o passo mais importante em direção à conquista que você obteve.

Diante dessa realidade, justamente por já ter vivenciado as situações que apresento aqui, sabe muito bem do que estou falando e consegue mensurar o quanto essas pessoas estão sofrendo por ainda se manterem presas a uma dependência tão avassaladora que é a dependência à nicotina.

Em minhas pesquisas, questiono os fumantes sobre o que os impulsiona a desejarem parar de fumar. Uma das respostas mais frequentes é o desejo de ter mais saúde, mais bem-estar e menos risco de adoecer.

Quanto à saúde, aquele organismo que foi submetido por anos a uma condição subdimensionada de existência, aquém de sua capacidade plena, apresentará melhoras, algumas a curtíssimo prazo.

Todas as melhoras – orgânica, social e laboral – precisam ser conhecidas, observadas e valorizadas. Dessa maneira, seu processo de cessação do tabagismo se tornará completo, verdadeiro e definitivo.

Muitas mudanças para melhor estão ocorrendo em seu organismo nessa fase. Você está percebendo isso, e é bom que saiba que essas mudanças são reais e bastante significativas. Veja, a seguir, algumas das grandes conquistas que poderá vivenciar no campo da saúde física.

Os benefícios de quem para de fumar

É importante valorizarmos cada processo de revitalização que se inicia desde os primeiros 20 minutos que uma pessoa para de fumar, ou seja, momento em que a pressão arterial e os batimentos cardíacos iniciam um retorno à normalidade. Saber que, em 3 dias, já começa a ocorrer relaxamento dos brônquios e aumento da capacidade respiratória; valorizar o fato de que, de 2 a 12 semanas, a circulação sanguínea já apresenta melhora significativa com o alívio de tosses constantes e infecções recorrentes; de 1 a 9 meses, melhora da capacidade respiratória.

Quando apresento aqui as melhoras, a princípio podem parecer "clichê", pois muitos de vocês já receberam essas informações de várias fontes. Mas com o tempo, pode ser algo até mesmo insignificante para alguns, por considerarem o tempo necessário longo ou desanimador.

O fato é que esse tempo passará de qualquer maneira na vida da pessoa que fumou por longos anos. Então, ter ciência de que, após 1 ano sem fumar, estará correndo 50% menos risco de um infarto por conta do tabagismo é algo que precisa ser muitíssimo valorizado, pois somente quem sofreu um poderá avaliar as consequências, isto é, se conseguiu sobreviver.

Ainda no campo da melhora fisiológica, um dos maiores medos que os fumantes têm é de ter câncer. Aqui podemos dizer que não apenas os fumantes, mas a humanidade teme a doença. Portanto, o fato de que, após 15 a 20 anos sem fumar, reduzirá os riscos de desenvolver a doença a níveis de uma pessoa que nunca fumou, com certeza será muito valorizado pelas pessoas que estão parando de fumar e reescrevendo a história de vida.

Imagino que você já deve ter recebido essas informações a respeito das melhoras fisiológicas advindas da cessação do tabagismo. Ocorre que essas melhoras, embora tenham grande importância quanto à sua saúde e, portanto, devam ser muitíssimo valorizadas, preciso chamar a atenção às outras possíveis melhoras que estará capacitado a descobrir e a promover em sua vida a partir do momento em que para de fumar. É justamente isso que abordarei no próximo capítulo.

Lembretes importantes:

- Quanto ao medicamento que está usando, poderá em comum acordo com o profissional que o avaliou, tomar a decisão de dar continuidade por mais tempo ou não. Em minha prática clínica, fazemos a retirada e a interrupção para grande parte dos pacientes;
- Atenção também para a finalização do uso dos adesivos de nicotina, conforme as orientações para seu grau de dependência. Nesse ponto do tratamento, alguns pacientes sentem certa insegurança. Não se preocupe: é o momento ideal para encerrar a administração sem colocar em risco, de forma alguma, o processo de cessação;
- É recomendado que você dê continuidade à prática de alguma atividade física como algo imprescindível em sua vida;
- Alimentação: continue priorizando a alimentação saudável e compatível ao seu momento de boas escolhas.

Conhecimento importantíssimo

Com o passar do tempo, seu organismo estará cada vez mais distante do período em que esteve dependente da nicotina. Eventualmente, poderão surgir lembranças do cigarro; a quantidade ou a intensidade delas não é possível prever. Porém, garanto que serão lembranças que, da mesma forma que podem despontar, desaparecerão sem que seu organismo volte a apresentar sintomas fisiológicos de abstinência do cigarro.

Não havendo sintomas fisiológicos de abstinência, você terá totais condições de passar por esses momentos de lembranças sem preocupação de sentir desespero por fumar. Muitos pacientes relatam que é como se nunca tivessem fumado na vida.

Sinta-se, portanto, tranquilo, livre de todo o medo de sentir vontade incontrolável de fumar de uma hora para outra. Isso não acontecerá, a não ser que você volte a fumar mesmo sem estar em abstinência, por simples escolha – diga-se de passagem, o que seria uma péssima escolha ou decisão.

O que importa saber é que você está livre do cigarro. Tenha isso como algo concluído em sua vida. Você virou definitivamente a página, está e estará cada vez melhor. Acredite!

Se permanecerdes em mim, e as minhas palavras permanecerem em vós, pedireis tudo o que quiserdes, e vos será feito.

(João 15-7)

CAPÍTULO 8

DA CONQUISTA À NOVA MISSÃO A MELHOR PARTE

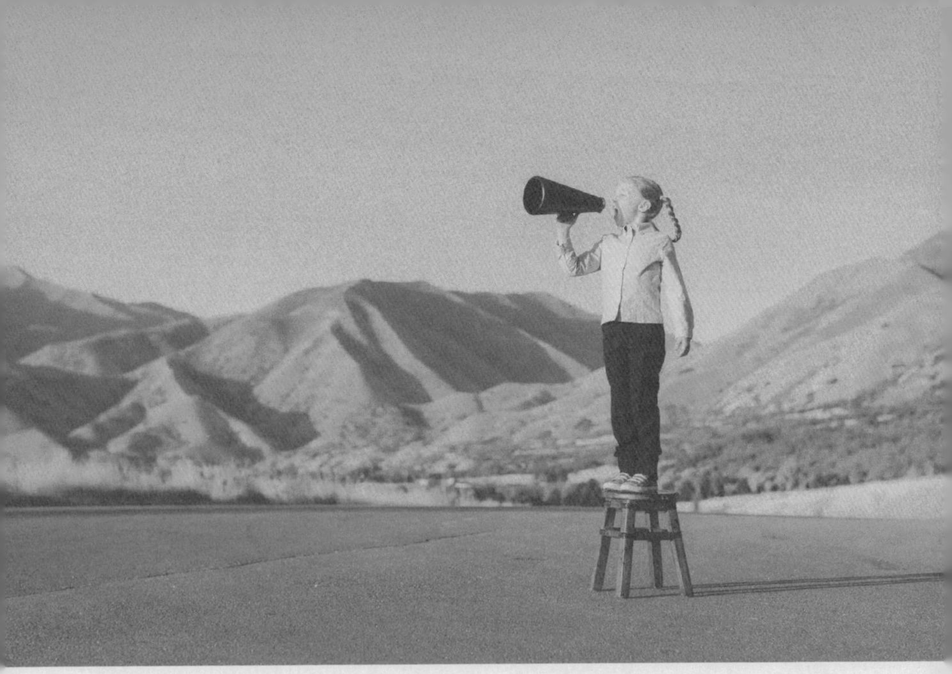

A transformação da sua história gerando a transformação de outras pessoas

Este último capítulo espero que seja na realidade o primeiro da próxima etapa de sua vida, agora livre do cigarro. Considero que a atitude de parar de fumar é reveladora de surpreendentes mudanças na vida de quem vivencia a experiência da maneira certa.

Para que isso possa acontecer, será necessária a sua disponibilidade em se abrir para o novo que se apresenta em sua vida, não apenas quanto à sua saúde física, mas também em outros segmentos que, de forma direta, terão total conexão com seu bem-estar agora livre da dependência.

A intenção aqui é fazer com que você entenda e confira um novo conceito do que é a cessação do tabagismo e como a atitude de parar de fumar de forma inteligente pode vir a ser um motor gerador de outras atitudes na vida de quem fumou por longos anos.

Uma particularidade nesta área de atuação é a forma com que muitos fumantes se referem ao processo de parar de fumar considerando como *somente por um milagre de Deus em sua vida.* Quando recebo mensagens de algumas pessoas referindo que parar de fumar é possível somente tendo fé em Deus e confiando que Ele providenciará a conquista, é importante entender o que a maioria está querendo dizer com isso.

Minha postura quanto a essa manifestação primeiramente é de profundo respeito e de compreensão, pois tenho ciência de que a maioria dessas pessoas já vêm há tempos tentando parar de fumar, porém sem sucesso em suas muitas tentativas, ou seja, se sentem totalmente impotentes ou incapazes de conseguir parar.

A referência "Só por um milagre" por parte de muitos demonstra uma percepção errônea quanto ao tabagismo, desconsiderando-o uma doença tratável e esse não reconhecimento gera a crença de que só conseguirão na raça, pela força de vontade ou tomando vergonha na cara. Diante dessa percepção, torna-se compreensível o fato de referirem que "só por um milagre" conseguiriam parar de fumar.

O que procuro transmitir a esse perfil de fumante é que todos os recursos existentes atualmente somados à capacitação profissional disponibilizada aos fumantes para tornar o processo de cessação do tabagismo possível, fácil e seguro, também devem ser considerados como fruto da ação de Deus na vida de quem precisa parar de fumar, justamente por proporcionar melhores condições para isso. Afinal de contas, devemos ter em mente que a nossa vida é o grande Milagre de Deus.

Embora o que se passe na mente das pessoas em relação ao processo de parar de fumar como a etapa ou "a coisa" mais difícil de se conseguir, posso garantir que, após terem recebido as orientações práticas, técnicas, os conhecimentos referentes aos aspectos comportamentais e padrões de pensamentos errôneos sobre o tabagismo e seus reais efeitos no organismo, resta apenas torná-lo definitivo.

Para que o processo de cessação do tabagismo seja definitivo na vida de quem fumou por longos anos, é necessário que, ao parar de fumar, a pessoa se sinta realmente livre da dependência, sem medo, sem insegurança, sem a constante ameaça de voltar a fumar por razões mais diversas.

Parar de fumar definitivamente é ter a total clareza de estar realmente livre dessa prisão em sua fisiologia, no seu corpo físico, e seguro quanto à cura e à liberdade cognitiva e emocional da dependência.

Neste capítulo, falaremos a respeito dos conhecimentos fundamentais que precisam ser transmitidos às pessoas que param de fumar e experimentarão sensações, emoções e pensamentos absolutamente naturais ao período de adaptação em seu novo estado de não fumante. Por isso, é necessário compreender exatamente o que fazer de forma que não venham a ser "sabotadas" e perder a grande conquista da cessação do tabagismo.

Ao parar de fumar, é normal certa incerteza a respeito das razões que consideravam suficientemente fortes ou válidas para terem tomado a decisão. É como se, ao passar todo o processo e ter chegado ao fim, mesmo com grande sucesso e bem-estar, ao se deparar consigo mesma, livre da dependência, sem abstinência, sem desconforto físico, a pessoa continue a experimentar sensações, emoções e sentimentos dos mais diversos, bons e ruins, em relação à vida de modo geral.

Apesar de os sentimentos fazerem parte de todas as pessoas, fumantes e não fumantes, a vida é cheia de desafios e oscilações entre momentos bons, muito bons, excelentes e, em contrapartida, não tão bons, difíceis, tristes e dolorosos. A questão aqui é a maneira como cada um lida com a situação específica de cada fase ou momento de sua vida, com quais recursos enfrenta os desafios e o que está desenvolvendo para fortalecer-se emocionalmente.

O fato de parar de fumar não significa que a vida da pessoa será tranquila e sem desafios. No entanto, algumas pessoas insistem em um discurso "útil" para justificarem uma possível retomada de decisão por fumar. Notem que aqui eu não disse recaída, e sim retomada de decisão por fumar, ou seja, se utilizam da justificativa de que as dificuldades da vida, que já vivenciavam antes quando fumavam, fizeram com que voltasse a fumar.

Na verdade, essa atitude levará a pessoa à frustração, pois sabia o quanto estava bem e livre da dependência. Então, por que a pessoa se deixa levar por pensamentos sabotadores e sensações enganosas para voltar a fumar, mesmo com todas as orientações?

A resposta a esta pergunta é a falsa ideia de que se sente vulnerável diante dos conflitos da vida porque deixou de fumar. Inconscientemente, coloca o cigarro como uma espécie de amuleto que a protege de todas as situações que não pode controlar ou resolver.

Ao me referir à complexidade da questão, precisaria aqui uma fundamentação mais sólida por abordar atitudes e escolhas que estão ligadas ao emocional humano e ao próprio sentido da vida, além das particularidades, crenças, cultura e origem de cada ser humano. Para que pudesse responder a esta e outras questões, aprofundei meus estudos na Ciência da Metafísica.

Segundo Aristóteles, a Metafísica nasce da admiração e do estupor que o ser humano experimenta diante das coisas. Portanto, nasce do puro amor ao saber: nasce da necessidade enraizada na própria natureza do ser humano de conhecer e saber, prescindindo de qualquer vantagem prática que o saber possa trazer, *o ser humano ama o saber por si.* A Metafísica é, portanto, a ciência que visa à satisfação dessa exigência humana de puro conhecimento (REALE, *apud* ARISTÓTELES, 2002, p. 50)[5].

Para compreender melhor a que me refiro, fundamento minha Metodologia nas 4 causas aristotélicas, uma fonte riquíssima de sabedoria do conhecimento para conseguir explicar com clareza quais os aspectos fundamentais que envolvem a dependência do tabagismo e, também, o processo de cessação da dependência.

Mas que causas são essas?

Segundo Aristóteles, tudo o que existe concretamente no Universo só pode existir se houver a junção de 4 causas distintas que concorrem entre si, ou seja, caso haja a falta de uma delas, essa "coisa" não existiria. Quando digo "coisa", pode ser compreendido como objeto, natureza, ação, realização e o principal, o SER HUMANO.

Este conteúdo é uma das maiores contribuições que considero trazer a esse segmento da saúde, pois até o momento é comum o reconhecimento e a referência aos 3 pilares dessa dependência, os

5. REALE, Giovanni. *Metafísica de Aristóteles: Volume I – Ensaio Introdutório.* Tradução: Marcelo Perine. São Paulo: Edições Loyola, 2002.

três clássicos abordados neste livro: dependência química, comportamental e emocional.

O quarto pilar, que apresentarei agora, é um verdadeiro divisor de águas por representar uma Ação Concreta no processo de tratamento do Tabagismo. Parar de fumar é algo que só pode acontecer concretamente se houver a concorrência de 4 causas distintas; do contrário, essa ação não aconteceria. Conhecer quais são essas causas iluminará a vida de quem fumou por muitos anos.

Na concepção de Aristóteles, 4 causas concorrem entre si:

1. **Causa material** é "aquilo de que" é feita uma coisa: por exemplo, a matéria dos animais são carne e ossos; a matéria da esfera de bronze é o bronze; da taça de ouro é o ouro; da estátua de madeira é a madeira; da casa são os tijolos e o cimento; e assim por diante.

2. **Causa formal** é a forma ou essência das coisas: a alma para os viventes; determinadas "relações" para determinadas figuras geométricas (para o círculo, por exemplo, é o fato de ser o lugar equidistante de um ponto chamado centro); a "estrutura" particular para os diferentes objetos de arte; e assim por diante. Também podemos dizer que a causa formal é o modo ou o formato que essa coisa poderá ser construída, as regras que a regem. Por exemplo: a cadeira teria apoios ou bases, um assento e um encosto, deve ser construída seguindo algumas regras, essa seria a causa formal de uma cadeira.

3. **Causa eficiente ou motora** é aquilo de que provém a mudança e o movimento das coisas: o pai é a causa eficiente do filho; a vontade é a causa eficiente de várias ações do homem; o golpe que dou na bola é a causa eficiente de seu movimento; e assim por diante. Quanto ao exemplo da cadeira, seria quem a idealizou des-

de o início, pois pensou no formato e na função do objeto antes que existisse.

4. **Causa final** é aquela que constitui o fim ou o propósito das coisas e das ações. Indica em vista de que ou em função de que cada coisa é ou advém ou se faz (o bem de cada coisa, segundo Aristóteles) (REALE, *apud* ARISTÓTELES, 2002, p. 54).

Com base nesse conhecimento, vamos conhecer quais são as 4 causas da dependência do cigarro, do tabagismo, e entender por que as pessoas fumam.

1. **Causa material**: a existência da droga nicotina.
2. **Causa formal:** o tabagismo em todas as suas formas: cigarros, charutos, entre outros. O Ato de Fumar, Hábitos e Comportamentos relacionados ao tabagismo, automatismos.
3. **Causa eficiente**: indústria do tabaco.
4. **Causa final:** dependência física e emocional do fumante. Aprisionamento do consumidor e enriquecimento da Indústria Tabaqueira.

Agora, as 4 causas da Cessação do Tabagismo identificadas e reconhecidas na Metodologia do Tratamento do Tabagismo **Bem estar sem fumar.**

1. **Causa material**: tratamento do tabagismo.
2. **Causas formais:**

A – DEPENDÊNCIA QUÍMICA (fase inicial): suporte químico alopático ou natural, homeopático.

B – DEPENDÊNCIA COMPORTAMENTAL (todo o processo): Programa Cognitivo, mudanças de crenças, suporte profissional e acompanhamento em todo processo. Novos aprendizados, crescimento pessoal, criatividade, relacionamentos e atividades saudáveis para a saúde do corpo, nutrição adequada.

C – DEPENDÊNCIA EMOCIONAL, INSEGURANÇA, MEDOS, FALTA DE SENTIDO (pós-cessação / período de manutenção): suporte espiritual, cultivo de vida interior, virtudes.

3. **Causa eficiente:** Deus, autor da Vida.

4. **Causa final:** cura da dependência química, cognitiva (comportamental) e emocional, sentido, missão.

Sem levarmos em conta cada um desses aspectos, não será possível um completo tratamento do tabagismo, pois estaremos deixando uma das faces da dependência desatendida e, consequentemente, o paciente não terá todos os recursos necessários para um processo tranquilo, seguro e definitivo para a cessação definitiva do tabagismo.

É importante especificar com clareza este ponto para quem é minha recomendação, para não incorrer no grande equívoco de me referir a todas as pessoas que fumam como se, de forma generalizada, não obtivessem esses conhecimentos e isso seria um grande erro, pois sabemos que muitos não apenas têm como estão em camadas elevadíssimas no tema.

Quanto ao fumante que vive a plenitude, vida interior e sentido: Por que ainda fuma? Por não considerar ainda em sua vida a necessidade de atender às questões referentes às necessidades materiais para a solução do problema: dependência do cigarro. É possível que pessoas muito espiritualizadas se vejam presas a dependências, como o tabagismo, e estejam negligenciando ou mesmo desconsiderando o poder do cuidado material e técnico para sanar a questão em sua vida. Afinal, esse reconhecimento da importância do cuidado com a saúde é de todo e qualquer ser humano, seja ele espiritualizado ou ateu, bom ou mau, rico ou pobre, culto ou ignorante.

Um detalhe importante quanto ao perfil de tabagistas, muitos deles com grau elevado de conhecimento, cultura e espiritualidade e, dentre eles, em especial, os profissionais das áreas da saúde, terapeutas e intelectuais em geral. Pode-se observar certo descaso ou mesmo minimização de riscos quando se trata da questão do tabagismo, como se a dependência do cigarro ou de charutos não fosse algo com o que se preocupar "tanto assim". Isso é ruim, pois influenciarão aqueles que os admiram ou os que têm como exemplos a serem seguidos.

Em relação aos que já vivem a realidade e possuem conhecimentos aos quais me refiro, especificamente no campo da espiritualidade e vida interior, porém ainda estão presos à dependência do cigarro, ouso considerar que poderão vir a ser muitíssimo beneficiados com o fato de pararem de fumar. Visto que, no mais íntimo do seu ser, deve haver uma centelha de desejo de deixar de sucumbir à dependência do tabagismo, pela total ciência de que se trata de um aspecto em sua vida que precisa ser "corrigido" se considerarem tudo o que se espera da pessoa humana na ordem da Graça em detrimento de apetites da carne.

Por essas razões que o tratamento do tabagismo deve ser contemplado como um processo que necessita ser completo, com o cuidado dos aspectos da dependência e suas implicações na vida real de quem fuma: física, cognitiva (comportamental) e espiritual. Assim, para cada fase do processo devem ser orientados à utilização dos recursos de maior ou menor necessidade ou urgência.

Nas fases iniciais de tomada de decisão e de início do processo, é importante maior reconhecimento dos aspectos cognitivos sobre a dependência e como age no organismo, crenças e padrões de pensamentos que impedem a tomada de decisão e ação.

Nas fases intermediárias do processo, os conhecimentos referentes aos aspectos fisiológicos de saída da dependência e uso dos recursos mais adequados para maior conforto físico durante o processo de cessação e identificação de sintomas característicos de cada etapa, antecipações que tranquilizam e preparam os fumantes.

Nas fases finais e de consolidação do processo, a utilização dos recursos que fortalecerão quanto aos aspectos que não estão relacionados às questões físicas, mas, sim, transcendentais, além das oscilações emocionais, questões que dizem respeito ao sentido maior do que está fazendo e buscando na vida, o sentido da vida ou a causa final da tomada de decisão de parar de fumar.

As questões e os recursos mencionados promoverão a garantia de que o novo estado da pessoa que fumou por longos anos e agora decidiu parar de fumar possa ser algo maior do que simplesmente o "ter parado de fumar". Dessa forma, poderá levar a atitude a outro nível em sua vida e, consequentemente, à vida de outras pessoas.

Por conseguinte, os ex-fumantes não estarão mais correndo o grande risco de se confundirem quando, mesmo livres da dependência do cigarro, se depararem com sentimentos ou sensações de 'vazio existencial' ou falta de sentido na vida, depressão e tudo mais que vivenciavam antes quando fumavam, não cairão no engano de achar que a 'causa' de suas inquietações e falta de motivação na vida ou frustrações são consequências de terem parado de fumar e usarem esse pensamento para voltar a fumar. Isso seria um grande 'falso álibi' para a volta ao tabagismo.

Muitos pacientes atendidos ao longo de todos esses anos, quando chegaram até mim, tinham passado por essa experiência, arrependidos por terem vivido na prática a grande mentira de achar que o cigarro é o 'remédio para as questões da alma'. É claro que nunca se sentiram atendidos na necessidade, experimentavam ainda o grande 'vazio' que só poderia ser preenchido com o único recurso eficiente para isso. É sobre ele que falaremos agora.

A melhor parte é viver o novo

Qual é o grande "novo" que surge na vida de quem para de fumar?

A resposta à questão é o tempo. Isso mesmo! A partir de agora, você terá mais tempo para viver, estar na presença de outras pessoas, conviver com quem ama. Um tempo que fará diferença na sua vida, porque, com certeza, há muito não vivenciava isso e se perdia na solidão do tabaco.

Para que saiba aproveitar o tempo que terá agora, seguem algumas dicas que representam um verdadeiro tesouro na transformação da sua vida.

O cultivo da vida interior

A partir desse momento, convido você para cultivar sua vida interior. Esse é o momento propício para iniciar a prática que apresentarei e experimentar aquilo que não se perderá no tempo. Garanto que, além do entusiasmo de valorizar sua grande conquista de ter parado de fumar, poderá um Universo de outras possibilidades e conquistas.

A vida interior é uma forma elevada de conversa íntima que cada um tem consigo mesmo, quando está sozinho, mesmo que

> seja no tumulto das ruas de uma grande cidade, quando deixa de conversar com seus semelhantes, o homem conversa interiormente consigo mesmo sobre aquilo que mais o preocupa. Essa conversa varia muito, segundo as diversas fases da vida... (GARRIGOU-LAGRANGE, 2011)[6].

Minha experiência acompanhando pessoas no processo de cessação do tabagismo me confere não apenas o direito, mas o dever de aconselhar os que estão vivendo a realidade que meus pacientes já vivenciaram. Assim como eles tiveram os recursos técnicos e metodológicos para passar pelo processo de parar de fumar de forma segura e tranquila, desejo que vivam a conquista por toda a vida. Para isso, é necessária a compreensão da importância do cuidado de si, não apenas no campo da saúde física e material.

> Se sacrificamos tantas coisas para salvar a vida do corpo, que um dia morrerá, o que não deveríamos sacrificar para salvar a vida da alma, que permanecerá eternamente? O homem não deveria amar mais a sua alma do que seu corpo?
> Para quem busca seriamente a verdade e o bem, essa conversa íntima consigo mesmo tenderá a tornar-se uma conversa com Deus; e pouco a pouco, ao invés de buscar a si mesmo em tudo, ao invés de considerar-se, de forma mais ou menos consciente, como o centro de tudo, o homem tende a buscar Deus em tudo, e a substituir o egoísmo pelo amor a Deus e às almas em Deus. Isso é a vida interior, como nenhum homem sincero terá dificuldade em reconhecer. A única coisa necessária que Jesus falava a Marta e Maria consiste em escutar a palavra de Deus e em vivê-la (GARRIGOU-LAGRANGE, 2011).

6. GARRIGOU-LAGRANGE, Reginald. *As Três Idades da Vida Interior – Tomo I.* 3. ed. São Paulo: Cultor de Livros, 2011.

A próxima etapa do tratamento será a etapa meditativa, uma prática que não apenas complementará, mas consolidará a grande conquista que você obteve em sua vida: parar de fumar de forma segura e inteligente, por isso precisa ser definitiva em sua vida.

A meditação como instrumental da causa formal da cessação do tabagismo para as questões referentes à dependência emocional

A meditação que apresento aqui não é a mesma oriunda de outras técnicas. É a Meditação do Santíssimo Rosário, recurso espiritual poderoso que garantirá segurança plena e a libertação definitiva da dependência.

A ferramenta mais poderosa

Para a apresentação desta poderosíssima ferramenta ou instrumento de consolidação do processo de cessação do tabagismo, trarei parte do conteúdo elaborado por Padre Paulo Ricardo[7] em um de seus cursos e formações a respeito do mais importante documento já escrito sobre o Rosário cujo autor é São Luiz Maria Grignion de Montfort, *O Segredo Admirável do Santíssimo Rosário*[8].

"São Luiz foi um santo de extraordinária importância para a Igreja. Com seus apenas 43 anos de idade, ele conseguiu fazer uma

7. RICARDO, Padre Paulo. *Curso Consagração Total a Nossa Senhora*. Disponível em: https://padrepauloricardo.org/cursos/consagracao-total-a-nossa-senhora?psafe_param=1&gclid=CjwKCAjw-eKpBhAbEiwAqFL0mtM1sSUpeslxfyC1v8OpwFBoJa-5DdGCjUUPHrslGnumbvXvL5YsdrBoCn4UQAvD_

8. MONTFORT, S. Luís Maria Grignion. *O admirável segredo do Santíssimo Rosário: para se converter e se salvar*. Tradução Maria Ferreira. São Paulo: Vozes, 2018.

reflexão teológica a respeito da Virgem Maria que impactou gerações e gerações de santos". Escrito por São Luiz Maria Grignion de Monfort, *O Segredo Admirável do Santíssimo Rosário* é uma joia de espiritualidade mariana que reflete as feições e as riquezas contidas na oração do Rosário. O livro mostra como o Rosário é um caminho espiritual ao mesmo tempo simples e profundo, por meio do qual os fiéis de todas as condições podem chegar à íntima união com Jesus Cristo, pelas mãos de Maria Santíssima.

Meu direcionamento para a Meditação do Santíssimo Rosário não é apenas complementar em minha Metodologia de Tratamento, é fruto de uma trajetória de 20 anos de amadurecimento e de prática conquistada no atendimento de muitos fumantes e suas histórias de vida, os quais precisam não apenas de uma Metodologia que os faça parar de fumar, mas um caminho a seguir pós-cessação do tabagismo, uma razão maior para fazer da conquista algo realmente valioso e útil para a vida.

Muitos pacientes atendidos ao longo da minha jornada vivem a maturidade na idade, porém ainda sofrem a imaturidade no cultivo da vida interior e depositam no cigarro um conceito incompatível ao que é. Essa imaturidade no cultivo da vida interior pode colocar em risco a própria capacidade de permanecer definitivamente livre do cigarro, colocar em dúvida sua conquista, a libertação da dependência sugerindo aquele único cigarro ou única tragada "inocente" que poderá pôr em risco o processo de cura.

Por essa razão, asseguro que, dentre tantas possibilidades de técnicas meditativas de relaxamento ou demais metodologias, nada mais poderoso que a meditação do Santo Rosário para aniquilar as ameaças e ser um suporte para o início de outras possibilidades na vida.

As orações vocais presentes no Santo Rosário

É importante que a recitação do Rosário seja feita num ritmo tranquilo e sereno, favorável a "certa demora a pensar" [1], a fim de que a inteligência e a imaginação possam fixar-se nos mistérios contemplados, saboreando-os, degustando-os e, a exemplo de Maria, conservando-os e ponderando-os no coração (cf. Lc 2 19:51). É importante, diz ele, que ao rezarmos o Rosário, sejamos firmes na fé e *constantes* em nosso propósito.

Creiamos com firmeza que nosso humilde Rosário, ainda que recitado com dificuldade, ressoa no Céu e move nossa Mãe querida a clamar de júbilo: "Minha alma glorifica ao Senhor, meu Espírito exulta de alegria em Deus, meu Salvador, porque olhou para sua pobre serva" (Lc 1 46ss). E como aceitou o de Isabel, ela aceita também nosso modesto elogio e o refere Àquele "que é poderoso e cujo nome é Santo" (Lc 1 49).

Com as contas do terço em mãos, saibamos que o pobre amor que pomos em cada Pai-Nosso, em cada Saudação Angélica, tem como resposta os louvores e súplicas, ardentes de caridade, que em nosso favor a Mãe de Cristo dirige a Deus, amando-O com um amor que nós, degredados filhos de Eva, não somos capazes de Lhe dar.

Como contemplar os mistérios do Santo Rosário?

O Rosário, como escreve o Papa São João Paulo II, é uma oração de caráter tão contemplativo que, privado desta dimensão essencial, ele se torna um corpo sem alma, uma matéria sem forma. Meditar é, portanto, saborear cada uma das verdades que o Rosário nos propõe nada mais é do que contemplar a Cristo pelos olhos de Maria, em cujo Coração Imaculado conservava e ponderava todos os mistérios que rodeavam o bendito Fruto de seu ventre.

Você descobrirá por que e como meditar bem, a exemplo da Mãe de Deus, os mistérios contidos nesta doce devoção. Com efeito, "a meditação", como disse a Virgem Santíssima ao beato Alano de la Roche, "é a alma desta devoção" [1]. Ao meditarmos, pois, os sagrados mistérios que o Rosário nos propõe, colocamos na cabeça de Cristo as três coroas que por direito Lhe são devidas:

a) a coroa da graça, correspondente aos gozosos mistérios de sua Encarnação;

b) a coroa da Paixão, que Ele adquiriu pelas obras contempladas nos mistérios dolorosos, que não são mais do que um retrato da nossa Redenção;

c) a coroa da glória, que damos ao Senhor quando meditamos o triunfo de sua Ressurreição e Ascensão e as glórias de que Ele revestiu sua Mãe ao elevá-la ao Céu e coroá-la Rainha universal.

Mas como fazer uma boa meditação? Rezar o Rosário, neste sentido, nada mais é do que recordar Cristo com Maria e aprender Cristo de Maria [4], configurando assim o nosso coração ao dela, no qual foram conservadas "todas estas coisas" (Lc 2 19), por ela vistas e contempladas.

Você já teve a graça de receber todos os conhecimentos necessários para conseguir parar de fumar de forma segura, tranquila e inteligente, isto já foi uma Grande Graça em sua vida. Agora, é importante valorizar a libertação dessa dependência e, a partir dessa libertação, unidos à Maria na oração do Santíssimo Rosário, se tornar livre de outras prisões humanas, físicas e materiais, mais aberto à transcendência e às manifestações do Amor de Deus em nossas vidas.

A vida, a saúde, a convivência saudável com quem amamos, o exemplo que damos aos nossos jovens, crianças, nossos pacientes, tudo isso será obtido como fruto de uma intimidade cada vez maior com Maria.

O autor esquadrinha-nos um *método* para rezar o Rosário cujos pontos de maior interesse são os seguintes [3]:

a) antes de começar a rezar, convém pedir a vinda e as luzes do Espírito Santo;

b) antes de cada dezena, é oportuno fazer uma breve pausa para contemplar o mistério a ser meditado;

c) em seguida, pede-se a Deus que, por meio do mistério correspondente, conceda pela intercessão de Maria Santíssima algumas das virtudes que nele resplandecem. O santo também nos chama a atenção para a necessidade de rezar esta devoção sempre por alguma intenção: "[...] Sempre que rezar o Rosário, tenha certeza de pedir alguma graça especial".

Aqui, vou orientá-los a colocar como intenção a sua total segurança e tranquilidade conquistadas com os conhecimentos adquiridos no tratamento, na convicção de que está livre da dependência definitivamente em sua vida e, além desta, a graça de ajudar muitas pessoas a fazerem o mesmo que você fez. Essa é uma possibilidade maravilhosa que se abre em sua vida. Deus é infinitamente amor e mais do que desejamos pedir, ele deseja conceder coisas boas para cada um de nós.

Por essa razão, quero me sentir aqui e agora conversando com você como se estivéssemos somente nós dois, ou nós duas, eu estaria te contando um segredo meu e partilhando com você um dos maiores tesouros que encontrei em minha vida, o Amor à Oração do Santo Rosário, como instrumento de cultivo à vida interior.

Todas as minhas orientações, todos os conhecimentos que está tendo a oportunidade de adquirir neste livro são frutos de muitos anos de trabalho duro neste segmento da saúde, tornando possível a você alcançar a grande conquista que é parar de fumar da maneira certa, com entendimento, com segurança, com inteligência e sabedoria.

A última orientação, a etapa meditativa, é também um recurso fundamental para atender às questões relativas à consolidação total dessa conquista em sua vida, mas não apenas para garantir-lhe permanecer sempre livre do cigarro, mas uma nova maneira de estar neste mundo, de fazer valer o grande tesouro recebido por Deus: a liberdade dessa dependência.

Os conhecimentos que você obteve na leitura deste livro não apenas podem como devem ser considerados uma resposta de Deus às suas orações. Digo isso pois é uma constante a referência de meus pacientes que há muito vinham pedindo a Deus uma solução para o problema do tabagismo em suas vidas.

Mas é preciso que todos vocês tenham o desejo, a partir de agora, de retribuir a Deus esse grande presente e essa grande Graça recebida. A maneira mais perfeita de fazer isso é se abrir à partilha dessa conquista, o desejo de se movimentar para fazer da sua vitória o caminho para a vitória de outras pessoas. Estou confiante de que você deve estar desejando isso nesse momento.

Antes de passar para o detalhamento da ferramenta da Meditação do Santíssimo Rosário, vou explicar a razão pela qual contaremos com Maria Santíssima como a Mediadora mais perfeita para nos acompanhar no exercício espiritual. É comum o sentimento de que não somos merecedores de muitos dos pedidos que fazemos a Deus, não é mesmo? Sabemos de nossas limitações e, por essa razão, nossas orações muitas vezes se tornam infrutíferas, pois pedimos, mas já tendo a desconfiança de que talvez Deus não nos atenda por conta de nossas falhas e deméritos para alcançarmos essa ou aquela Graça ou Bênção.

Quem é mãe entenderá esse grande presente que somos convidados para experimentar, convidados por Maria Santíssima, justamente por ser nossa mãe e saber de tudo que precisamos, mas também de nossas limitações. Ela nos concede a oportunidade de chegarmos de forma mais rápida ao Coração de Jesus, ou melhor, da Santíssima Trindade, Pai, Filho e Espírito Santo. E, dessa Fonte, conseguirmos, se para nosso Bem, aquilo que tanto necessitamos ou desejamos. Esse presente é o que vou apresentar a você agora.

Contrato de Amor com Maria

Cada oração do Santíssimo Rosário deverá ser feita nas seguintes Intenções do Imaculado Coração de Maria, por um convite feito por Ela mesma, que fizéssemos essa troca de Intenções com Ela, ou seja, nós rezaremos pelas Intenções do Coração Dela e Ela Intercederá a Deus por cada uma de nossas Intenções.

O que você acha? Será mais fácil sermos nós mesmos a pedir a Deus pelas nossas Intenções e sermos merecedores dessas Graças ou Maria pedir a seu filho Jesus por nossas Intenções e ser Ela mesma merecedora de alcançá-las para nós?

Conheça quais são as Intenções pelas quais você deverá meditar o Santíssimo Rosário, sabendo, é claro, que deverá apresentar antes ao Coração de Maria as suas Intenções, as suas necessidades, em especial se parou de fumar e está fazendo sua parte, que Ela faça desse seu processo de cessação do tabagismo algo definitivo em sua vida. Peça também para que você possa conduzir outros fumantes à mesma conquista.

Intenções do Imaculado Coração de Maria

1. pela união das famílias;
2. pela paz no mundo;
3. pelo Papa;
4. pela Santificação dos Sacerdotes;
5. pelas vocações;
6. pela Igreja;
7. pelos jovens;
8. pelas almas do Purgatório;
9. pelos doentes;
10. pela conversão dos que não creem;
11. pela conversão dos pecadores;
12. pelo triunfo do Imaculado Coração de Maria;
13. pela efusão dos Dons do Divino Espírito Santo.

Como, na prática, você meditará o rosário

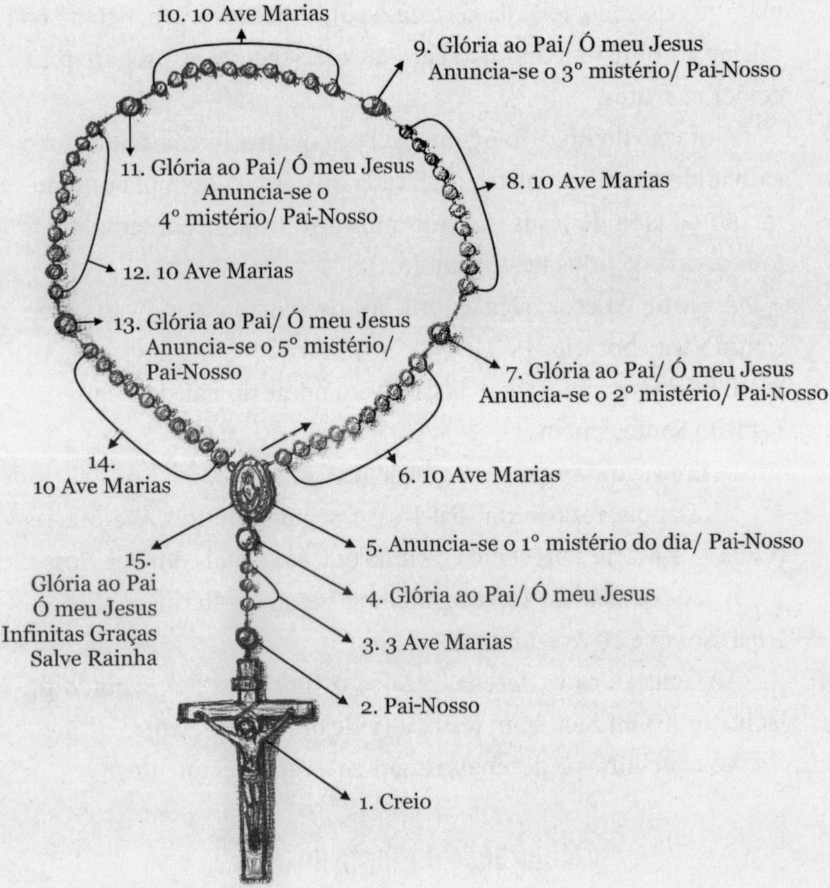

Etapa meditativa

Adquira seu terço, caso ainda não o tenha. Ouso renovar este convite a todos os meus leitores, independentemente de sua religião, ou ausência dela, na certeza de que você será beneficiado ao iniciar a prática meditativa. Faça a experiência e se prepare para colher os frutos.

A oração do Rosário é composta por quatro Terços. Cada Terço é dividido em cinco mistérios. E cada mistério contempla um momento da vida de Jesus. Ao rezarmos um Rosário, contemplamos toda a vida de Jesus neste mundo.

A partir da cruz, siga as orações na sequência indicada e no sentido anti-horário.

I. Inicia-se com o sinal da Cruz: em nome do Pai, do Filho e do Espírito Santo, amém.

II. Em seguida, reza-se a oração do Creio.

III. Depois, reza-se um Pai-Nosso, seguido de três Ave-Marias (Cada Ave-Maria é precedida de uma oração) e mais um Pai-Nosso.

A cada dezena do Terço, contempla-se um mistério, seguido de 1 Pai-Nosso e 10 Ave-Marias.

Ao final de cada dezena, reza-se o Glória ao Pai, seguido da jaculatória: Oh! Meu bom Jesus... (vide orações abaixo).

Ao concluir as 5 dezenas, rezam-se os agradecimentos.

Meditação do Santo Rosário

Oferecimento do Terço

Divino Jesus, eu vos ofereço este terço (Rosário) que vou rezar, contemplando os mistérios de nossa Redenção. Concedei-me, pela intercessão de Maria, vossa Mãe Santíssima, a quem me dirijo, as graças necessárias para bem rezá-lo para ganhar as indulgências desta santa devoção.

Creio em Deus Pai

Creio em Deus Pai todo-poderoso, Criador do céu e da terra, e em Jesus Cristo, seu único Filho, nosso Senhor, que foi concebido pelo poder do Espírito Santo, nasceu da Virgem Maria, padeceu sob Pôncio Pilatos, foi crucificado, morto e sepultado; desceu à mansão dos mortos; ressuscitou ao terceiro dia; subiu aos céus, está sentado à direita de Deus Pai todo-poderoso, donde há de vir julgar os vivos e os mortos. Creio no Espírito Santo, na Santa Igreja Católica, na comunhão dos santos, na remissão dos pecados, na ressurreição da carne e na vida eterna. Amém.

Pai-Nosso

Pai-Nosso que estais no Céu, santificado seja o Vosso nome, venha a nós o Vosso reino, seja feita a vossa vontade, assim na terra como no céu. O pão nosso de cada dia nos dai hoje; perdoai-nos as nossas ofensas, assim como nós perdoamos a quem nos tem ofendido e não nos deixeis cair em tentação, mas livrai-nos do mal. Amém.

Ave Maria

Ave Maria cheia de graça, o Senhor é convosco, bendita sois vós entre as mulheres e bendito é o fruto do vosso ventre Jesus. Santa Maria Mãe de Deus, rogai por nós pecadores, agora e na hora de nossa morte. Amém.

A primeira Ave Maria é rezada em honra a Deus Pai que nos criou: Ave Maria...

A segunda Ave Maria, a Deus Filho que nos remiu: Ave Maria...

A terceira Ave Maria, ao Espírito Santo que nos santifica: Ave Maria...

Amém.

Glória ao Pai

Glória ao Pai, ao Filho e o Espírito Santo. Como era no princípio, agora é sempre. Amém.

Oh! Meu Jesus, perdoai-nos, livrai-nos do fogo do inferno, levai as almas todas para o céu e socorrei principalmente as que mais precisarem. Amém.

Na oração do Rosário, contemplam-se todos os mistérios. No caso da oração do Terço, contempla-se um dos mistérios, conforme dias e mistérios a seguir:

Mistérios Gozosos (segundas e sábados)

1. No primeiro mistério, contemplemos a Anunciação do Anjo Gabriel à Nossa Senhora de que ela seria a mãe do Salvador, Jesus.
2. No segundo mistério, contemplemos a Visitação de Nossa Senhora à sua prima Santa Isabel, para ajudá-la e servi-la.
3. No terceiro mistério, contemplemos o Nascimento do Menino Jesus em Belém.
4. No quarto mistério, contemplemos a Apresentação do Menino Jesus no templo e a Purificação de Nossa Senhora.
5. No quinto mistério, contemplemos a Perda e o Encontro do Menino Jesus no templo, discutindo com os Doutores da Lei.

Mistérios Dolorosos (terças e sextas-feiras)

1. No primeiro mistério, contemplemos a Agonia de Jesus, quando suou sangue no Horto das Oliveiras.

2. No segundo mistério, contemplemos a Flagelação de Jesus atado à coluna.

3. No terceiro mistério, contemplemos a Coroação de Jesus com espinhos.

4. No quarto mistério, contemplemos Jesus Cristo carregando a Cruz para o Calvário.

5. No quinto mistério, contemplemos a Crucificação e a morte de Nosso Senhor Jesus Cristo.

Mistérios Gloriosos (quartas-feiras e domingos)

1. No primeiro mistério, contemplemos a Ressurreição de Cristo Nosso Senhor.

2. No segundo mistério, contemplemos a Ascensão de Nosso Senhor ao Céu.

3. No terceiro mistério, contemplemos a Vinda do Espírito Santo sobre os Apóstolos reunidos com Maria Santíssima no Cenáculo em Jerusalém.

4. No quarto mistério, contemplemos a Assunção de Nossa Senhora ao Céu.

5. No quinto mistério, contemplemos a Coroação de Nossa Senhora como Rainha do céu e da terra.

Mistérios Luminosos (quinta-feira)

1. No primeiro mistério, contemplemos o Batismo de Jesus no rio Jordão.

2. No segundo mistério, contemplemos a autorrevelação de Jesus nas Bodas de Caná.

3. No terceiro mistério, contemplemos Jesus anunciando o Reino de Deus.

4. No quarto mistério, contemplemos a Transfiguração de Jesus diante dos apóstolos.

5. No quinto mistério, contemplemos a Instituição da Eucaristia por Jesus na última ceia.

Agradecimentos

Infinitas graças vos damos, Soberana Rainha, pelos benefícios que todos os dias recebemos de vossa mão liberais. Dignai-vos, agora e para sempre, tomar-nos debaixo do vosso poderoso amparo e para mais vos obrigar vos saudamos com uma Salve Rainha:

Salve Rainha, Mãe de Misericórdia, vida, doçura, esperança nossa, salve! A vós bradamos, os degredados filhos de Eva; a vós suspiramos gemendo e chorando neste vale de lágrimas. Eia, pois, advogada nossa esses vossos olhos misericordiosos a nós volvei, e depois deste desterro nos mostrai a Jesus, bendito fruto do vosso ventre, ó Clemente, ó Piedosa, ó Doce, sempre virgem Maria.

Rogai por nós, Santa Mãe de Deus, para que sejamos dignos das promessas de Cristo. Amém.

CONCLUSÃO

Agora que você recebeu este verdadeiro Tesouro, ou seja, todos os conhecimentos contidos neste livro, fruto de uma longa vivência e prática obtida em muitos anos de atuação neste segmento da saúde, somados ao conhecimento e recomendação da prática da Oração Meditativa do Santo Rosário, estará munido de recursos preciosos para que o processo de cessação do tabagismo seja definitivo em sua vida.

A melhor parte de todo o processo de parar de fumar é justamente essa, quando você já concluiu todo o processo e está sem fumar, pois adquiriu algo que ainda não dimensiona totalmente, que é a sua história, sua conquista de ter parado de fumar. Embora tantas objeções, dúvidas, medos, incertezas iniciais, você fez tudo, não desistiu, não se sabotou, enfrentou suas crenças limitantes e agiu. Isso tudo é seu grande tesouro, sua conquista.

Como fazer disso tudo algo maior ainda? Algo que poderá vir a reverberar em mudanças e conquistas ainda inimagináveis? Essa atitude de partilhar algo que foi muito importante em sua história torna-se, para muitos, um novo propósito de vida. Esse sentimento, por sua vez, reforça ainda mais a tomada de decisão que teve um dia de partir para o processo de parar de fumar. Não há estímulo maior e mais potente para um ex-fumante do que sentir-se parte desse grande movimento de mudança na vida de milhares outros fumantes.

Ao partilhar sua história e sua conquista de parar de fumar, contribuirá para o aumento da expectativa de vida de muitas pessoas; promovendo melhorias em muitos relacionamentos, evitando que muitos não fumantes venham a sofrer doenças por conta do tabagismo passivo e que fumantes venham a adoecer gravemente. Quantas transformações, quantas mudanças na história de vida de tantas pessoas, tudo isso nos traz a certeza de que este livro será de grande valor e eu espero que você compartilhe a mesma certeza no seu coração.

Meu desejo é que, ao fim desta leitura, você entenda que o estágio de não fumante, consciente de todas as suas potencialidades e a caminho de conquistar sua plenitude, pode transcender e, muito além do que simplesmente sentir-se bem e realizado por sua própria conquista, que vivencie a alegria e a satisfação de poder ajudar as pessoas a pararem de fumar. Esse será o verdadeiro encontro que passará a ter como verdadeiro estado de bem-estar.

Parar de fumar é só o começo. O tempo todo é necessário fazermos escolhas que definirão nossa vida, ou então, boa parte dela. Qual está sendo sua escolha hoje em todos os segmentos de sua vida, no cuidado com sua saúde de modo geral, sua nutrição, seu condicionamento físico, sua vida familiar, social, seus momentos de lazer, seus novos conhecimentos, tudo isso poderá ser melhor administrado agora, livre do tabagismo. Você tem o poder de refazer suas escolhas, de mudar sua história; para isso, reflita e pense em todos os recursos que possui e os utilize com sabedoria.

Estou convicta de que Deus está presente neste trabalho; aliás, estou convicta de que Ele me permitiu atuar neste segmento da saúde, me capacitou e continua gerando em mim o entusiasmo necessário para prosseguir na caminhada, acreditando e promovendo novos formatos de atuação prática, a exemplo do tratamento no formato on-line, que tanto vem exigindo aprendizado e me fazendo sentir o desejo cada vez maior de promover a grande transformação na vida das pessoas que estão presas à dependência do cigarro, transpondo a barreira da distância e permitindo levar esse grande tesouro a um número incontável de fumantes.

Minha oração, ao término deste livro, é direcionada a cada um de vocês que deu este passo tão importante em sua vida de forma inteligente. Agradeço a Deus por ter contribuído de alguma forma para sua grande conquista. Assim, convido você, a partir de agora, para fazer parte do grande movimento de redução do número de fumantes no mundo. Você passará a vivenciar um profundo sentimento de satisfação quando perceber quantas vidas poderá influenciar e salvar a partir de sua participação, de seu comprometimento em transmitir a boa-nova para quem fuma: a mensagem de que existe vida sem cigarro, vida com saúde.

Parar de fumar é uma grande vitória, possível de ser alcançada por todos os fumantes de forma tranquila, segura e definitiva. Você tem uma nova missão. Viva-a intensamente. Você parou de fumar pelo seu bem, mas também, e especialmente, para o bem de um número incontável de pessoas que necessitam de ajuda para se tornarem livres definitivamente do cigarro.

Que Deus abençoe todos nós.

Referi-vos estas coisas para que tenhais a paz
em mim. No mundo haveis de ter aflições.
Coragem! Eu venci o mundo.
(João 16:33)

Alexandre Salvador

Comecei a fumar cedo, mais precisamente aos 11 anos, por influência dos amigos, porque dava status e não havia muitas informações sobre os riscos à saúde. Naquela época, menores de idade compravam cigarros sem problemas. Logo, ficávamos dependentes e não admitíamos.

Alguns anos se passaram e eu fumava mais de três maços por dia. Nos finais de semana, chegava até cinco. Quando comecei a perceber que estava incomodando as pessoas, principalmente as que convivem próximo a mim no trabalho, além da minha esposa e filhas, a mais nova tinha muitas crises de bronquite, ainda que eu não fumasse dentro de casa e do carro, fiz várias tentativas por conta própria, sem resultado.

Então, parti para métodos alternativos, como: piteiras, chicletes, auricoloterapia, acupuntura, entre outros. Já havia desistido quando a minha família me convidou para fazermos um jejum e, após o jejum, fiquei sabendo de um tratamento, isto é, um acompanhamento científico. Lá, meu problema foi abordado de maneira diferente. Segui todas as orientações do tratamento passado pela Dra. Andréa. E foi só assim que obtive sucesso sem sofrimento e com muita tranquilidade.

Minha saúde melhorou muito. Sinto o sabor dos alimentos, minhas roupas não cheiram mal e muitas outras coisas melhoraram. Desde que parei de fumar, minha filha nunca mais teve crise de bronquite.

❖ Alexandre Salvador, executivo,
está sem fumar desde 2003.

Evanir Wagner Canton

Sou Evanir, tenho 63 anos, sou de Valinhos-SP e venho aqui dar meu depoimento. Fumei 2 maços de cigarros por dia durante 45 anos. Não ligava muito para o vício, até um dia, caminhando no meu serviço, me deu uma dor na perna muito forte. Em consulta, o médico constatou que eu tinha uma artéria da perna entupida, resultado do cigarro. Nesse momento, graças a Deus e à Dra. Andréa, com o tratamento, consegui parar de fumar. No começo, achava que não conseguiria, mas já são 4 anos e alguns meses sem colocar um cigarro na boca.

❖ Evanir Wagner Canton, Valinhos,
está sem fumar desde 2020.

Gildalmo de Mendonça

Devo ter começado a fumar aos 14 ou 15 anos. Acho que para parecer adulto ou estar na onda de outros colegas. Porém, nem todos fumavam. Provavelmente, eu era mesmo um apreciador do cigarro.

Fumei, fumei, fumei e como fumei. Até os 54 anos, eu deliciosamente fumava. E como era prazeroso fumar! Eram de três a quatro maços por dia. O cigarro era importante em todos os momentos – na alegria, na tristeza, enfim, em todas as ocasiões e horários do dia.

De manhã, antes mesmo de escovar os dentes, depois de escovar os dentes, durante toda manhã e antes do almoço – que era super-rápido para, logo em seguida, fumar. Durante toda a tarde era a mesma coisa.

E ainda: antes do jantar ou do lanche, que também eram super-rápidos para, novamente, poder fumar durante toda a noite. Era impossível ir dormir sem antes fumar mais um. Quando saía para tomar uma cerveja com os amigos, aí sim fumava mais ainda. Era um cigarro para cada copo tomado.

Por duas vezes, parei com o cigarro. A primeira durou sete meses e, a segunda, nove meses. Assim, passei a acreditar que poderia parar a qualquer momento. Estava enganado. O cigarro já havia me dominado totalmente.

Minha esposa recortou um anúncio do tratamento publicado em um jornal local e me deu. Dobrei o recorte e guardei na minha carteira por uns oito meses. Até que um dia resolvi conhecer o programa.

Eu nunca imaginei que deixaria de fumar com tanta tranquilidade. Realmente as coisas aconteceram com tanta naturalidade e continuam assim até hoje.

❖ Gildalmo de Mendonça, executivo,
está sem fumar desde 2003.

Heloisa Santos

Tenho 53 anos e, como ex-fumante, após fumar por quase 40 anos, achava que seria impossível parar de fumar. Graças a Deus, estou me sentindo muito bem. Não tenho vontade.

Eu sempre achava que seria impossível parar porque gostava de fumar. Mas, agora, me libertei e estou firme. O tratamento da Dra. Andréa me ajudou muito emocional e fisicamente, me dando todo o apoio de que precisava. Acredito que não volto mais a fumar porque estou me sentindo muito bem e foi um processo muito tranquilo.

❖ Heloisa Santos, paciente do Tratamento Online,
está sem fumar desde agosto de 2018.

Irani Noemia

Sou Irani Noemia, moro em Recife-PE, tenho 64 anos. Fumei 20 cigarros por dia por 49 anos, porém, em agosto de 2024, completo 2 anos sem tabaco. Encontrei a Dra. Andréa no Instagram chamando para participar da semana do Bem-Estar Sem Fumar e resolvi fazer a inscri-

ção ainda meio incrédula, confesso. Assisti às lives, adquiri o método e segui todas as orientações da Dra. Andréa. Eu ficava envergonhada quando alguém falava que eu estava cheirando a cigarro. Sou da área da Saúde, trabalho em CTI e presenciei muitas pessoas morrendo por conta do tabaco. Quantas vezes olhava para os pacientes em estado terminal e dizia a mim mesma: "Este é seu futuro!". Tinha consciência do meu vício, só não tinha força de vontade de parar sem ajuda. Eu trabalhava no sétimo andar, mas, sempre que podia, descia para fumar na área externa; depois, ficava com remorso do ato. Que vício horrível! Graças a Deus, nunca tive problemas de saúde por conta do tabaco, mas nas caminhadas ou subindo escadas sentia-me desconfortável com minha respiração. Hoje tenho outra sensação, subo escadas e caminho sem problema. Sinceramente, pensava: "Quando terminar este tratamento, vou fumar muito mais". Engano meu! Parei de fumar sem abstinência e sem sofrimento. Dra. Andréa, que sua caminhada ajudando as pessoas seja de muita Luz! Deus abençoe sua linda família! Gratidão eterna.

❖ Irani Noemia, Pernambuco,
está sem fumar desde 2022.

Josmari Kawata

Sou fumante há 47 anos, ou melhor, fui fumante. Nos últimos quatro anos, comecei a sentir a necessidade de deixar de fumar, de abandonar esse vício. Mas eu estava à espe-

ra de um milagre, que alguma coisa acontecesse e eu esquecesse que fui fumante.

Então continuei fumando, porque sozinha não teria coragem de passar por aquele processo que vi vários amigos meus passando. Um dia, navegando na internet, acabei assistindo a um vídeo da Dra. Andréa, no qual ela falava sobre parar de fumar de maneira tranquila e segura. Eu resolvi arriscar. E não é que eu parei! Já faz um tempinho que estou sem cigarro. E foi relativamente tranquilo.

Eu digo 'relativamente', porque fiz o tratamento no meio de uma mudança de estado, partindo para uma vida nova, mas em uma viagem longa. Eu estava muito preocupada com o transporte dos meus bichinhos de estimação, com a casa, enfim, tudo o que envolve uma mudança radical de vida. Mesmo assim, acredito que foi muito mais tranquilo do que se eu tivesse tentado – sem conseguir, é claro – sozinha.

Durante o tratamento, houve sempre uma antecipação dos fatos por parte da Dra. Andréa. Nas nossas sessões terapêuticas, ela sempre nos colocava a par do que estávamos sentindo e do que iríamos sentir ainda, trabalhando todo esse processo de parar de fumar. E o tratamento foi ótimo, muito bom mesmo.

❖ Josmari Kawata, paciente do Tratamento Online, está sem fumar desde agosto de 2018.

Lauro Cesar Fortkamp

Fumei durante 42 anos sem nunca ter parado. Não lembro de ter parado um só dia. Parar de fumar foi uma das melhores coisas que eu fiz na minha vida, foi o melhor investimento. Me sinto outra pessoa em todos os aspectos. É um tratamento, como costumo dizer, um processo inteligente. Graças a Deus, não tenho mesmo mais vontade nenhuma – e olha que convivo no meio de fumantes! E ninguém faz nada que não tenha vontade.

Acho muito difícil eu voltar a fumar um dia – isso é uma coisa que já tirei mesmo da minha cabeça. O cigarro já se desprogramou do meu organismo. Então hoje, quando sinto cheiro de cigarro ou vejo alguém fumando, lembro a Dra. Andréa. Não sei se foi a convivência durante o tratamento, mas o fato é que eu me lembro dela.

E sempre falo para as pessoas: não tentem parar de fumar sozinhas. Eu já fiz isso duas ou três vezes e outras pessoas que conheço também já tentaram parar por conta própria e não conseguiram. Sozinho não dá! Fumante precisa de um acompanhamento para fazer um tratamento correto. Hoje me sinto muito bem em todos os aspectos.

Meu alerta para os fumantes, mais uma vez, é: não tentem parar sozinhos, procurem um acompanhamento. O prazer do cigarro a gente substitui por outros prazeres muito melhores e muito mais saudáveis. Me sinto outra pessoa em todos os aspectos.

❖ Lauro Cesar Fortkamp, empresário,
está sem fumar desde 2008.

Lígia Fermino

Sou Lígia Fermino, tenho 58 anos, moro em Balneário Camboriú-SC. Em setembro de 2024, completo dois anos sem cigarro, e comemoro esta conquista com muita alegria, satisfação e gratidão à Dra. Andréa. Uma conquista sem sofrimento, sem abstinência e sem culpa. Por isso, com muito orgulho, dou meu testemunho. Eu descobri o tratamento pelo Instagram, fiquei um pouco desconfiada, mas resolvi tentar. Foi a melhor coisa que fiz para minha vida. Fiz todas as orientações da Dra. Andréa e consegui parar de fumar, tranquila e sem sofrimento. Depois de 40 anos fumando, foi a melhor escolha. Já tinha tentado outras vezes, mas sem sucesso. Com o grupo foi melhor ainda, um apoiando o outro e todos no mesmo objetivo. Somos todos vencedores e sempre no caminho da libertação. Gratidão à Dra. Andréa e a todos do grupo! Os comentários só nos dão mais força e coragem para continuar sem o cigarro. Que Deus continue abençoando a todos e em especial à Dra. Andréa para continuar ajudando mais pessoas.

❖ Lígia Fermino, Santa Catarina,
sem fumar desde 2022.

Luiz Antônio Casaroli

Não acreditava que um dia fosse acordar sem vontade de fumar, esquecendo o cigarro. Achava que isso era impossível. Pensava: "posso até parar, mas vou morrer pensando no raio do cigarro todo santo dia!".

O cara que para de fumar, quando volta, fuma escondido. Ele tem vergonha, afinal, perdeu uma guerra. A primeira vez que tentei parar de fumar sozinho, que decidi "não vou mais fumar", levantei de manhã e fui trabalhar. Quando voltei, às sete horas da noite, já fui para cama. Eu pensava: "quero dormir, quero esquecer o cigarro".

Aí, quando me dava vontade de fumar, eu ia para a cama. E isso começou a acontecer todos os dias. Mas no tratamento com a Dra. Andréa foi diferente. Parei de fumar numa terça-feira à noite. No dia seguinte, à tarde, convidei minha esposa para um happy hour. Ela me olhou surpresa e disse: "Você está com vontade de tomar um chopp agora?". Eu respondi: "Sim, estou. Quero ir porque não estou nem um pouco desanimado, pelo contrário, estou animado". E a partir daí, passei a praticar atividade física assiduamente mesmo.

O fumante precisa procurar ajuda para perceber que parar de fumar não é um bicho de sete cabeças. Não vai ter frustração, não vai ter drama – o tratamento funciona direitinho.

❖ Luiz Antônio Casaroli, agrônomo,
está sem fumar desde 2004.

Márcia Monteiro

Sou Márcia Monteiro, de Adamantina, interior de São Paulo, tenho 51 anos. Por 30 anos, fumei um maço de cigarros por dia, às vezes, um pouco mais. Não conseguia me imaginar vivendo sem o cigarro. Já havia tentado de tudo para parar de fumar. Sem sucesso, ficava frustrada e achava que teria que conviver para sempre com aquele hábito horrível. Até que um dia, pelas redes sociais, encontrei a Dra. Andréa. Mesmo des-

confiada, arrisquei, pois minha vontade de abandonar o vício era enorme. Após seguir passo a passo do tratamento, consegui parar de fumar, sem sofrimento e sem abstinência. Hoje a Dra. Andréa ainda nos acompanha no grupo de manutenção. Também participo de suas lives dando meu depoimento, com imensa alegria em poder passar esta linda mensagem de livramento do tabagismo para outras pessoas. Já são 5 anos sem a dependência do cigarro. Como avó, hoje posso curtir meus netos sem aquele cheiro horrível do cigarro. Com certeza, este foi o melhor investimento que fiz na minha vida.

❖ Márcia Monteiro, Adamantina,
está sem fumar desde 2019.

Maria Cecília Antunes de Souza

Meu nome é Maria Cecília Antunes de Souza, sou de São Paulo, capital, tenho 66 anos. Parei de fumar em 2023 (na data de aniversário do meu irmão, dia 23/08). Já são 8 meses sem colocar um cigarro na boca. Conheci a Dra. Andréa pelo Facebook e assisti às lives pelo Instagram. Na época, estava com um quadro de pneumonia muito grave, DPOC (Doença Pulmonar Obstrutiva Crônica), causado pelo uso do cigarro.

Meus pulmões estavam muito comprometidos. Já tinha passado por H1N1(com 5 dias de UTI + 10 dias no quarto), COVID-19, 5 pneumonias seguidas, com 3 internações. Mesmo com todo o quadro de saúde comprometido, continuava fumando, mal me aguentando com a falta de ar. No início do tratamento da Dra. Andréa, peguei pneumonia de novo e fiquei internada 5 dias. Apesar disso, não desisti. Continuei a participar das lives e a seguir o tratamento conforme as orientações da especialista. Assim, parei de fumar, de forma tranquila, segura, sem ansiedade nem nervosismo. Duas semanas depois, eu nem lembrava de cigarro, nem vontade tinha. Hoje me sinto outra pessoa, parece que nunca fumei na vida. Este tratamento mudou minha mentalidade, como se a gente virasse uma chave no cérebro. Só tenho a agradecer a Deus e à Dra. Andréa por esta missão tão bonita.

❖ Maria Cecília Antunes de Souza, São Paulo,
está sem fumar desde 2023.

Marilene Caino

Sou Marilene Caino, 64 anos, moro em Porto Alegre-RS e estou prestes a comemorar 2 anos sem cigarro. É com muita gratidão que faço este depoimento. Certo dia, olhando o Instagram, encontrei uma publicação da Dra. Andréa chamando para participar gratuitamente da semana do Bem-Estar Sem Fumar. Fiquei curiosa, fiz a inscrição, assisti às lives, acreditei e adquiri o método. Seguindo o passo a passo, tendo a orientação e acompanhamento da Dra. Andréa, consegui parar de fumar de forma tranquila, sem passar pelo sofrimento da abstinência da nicotina. Fui fumante por mais de 50 anos e já tinha tentado parar em outras oportunidades, sem sucesso. Fazer parte desse grupo de vencedores trouxe-me uma nova vida. Por isso, falo que qualquer pessoa pode mudar sua história, resgatando a liberdade de viver sem cigarro. Acredite sempre em você. Grande abraço a todos e muito obrigada, Dra. Andréa, que Deus continue a abençoando por trazer saúde para a vida das pessoas.

❖ Marilene Caino, Porto Alegre,
está sem fumar desde 2022.

Marilene Lima

Em abril do ano passado, rolando o feed no Instagram, encontrei o perfil da Dra. Andréa Badin convidando para a Semana do Bem Estar Sem Fumar. Algo me tocou e pensei: "Será que finalmente encontrei ajuda para deixar de fumar?". Me inscrevi pensando: "vou ver qual é desse método".

Eu, fumante mais de 50 anos, um maço por dia. Fui ouvindo, assistindo às lives e, mesmo desacreditando e com medo de fracassar novamente, resolvi investir na minha saúde mais uma vez.

No dia 25 de maio de 2022, parei de fumar sem sofrimento, sem a síndrome da abstinência, seguindo todas as orientações do Método e o acompanhamento da Dra. Andréa, também o compromisso que havia assumido comigo mesma.

Exatamente, HOJE está fazendo 1 ano e 04 meses que estou livre do tabagismo! Acredito que fui guiada por Deus para encontrar o post que transformou a minha vida e, com certeza, pode transformar a sua também.

ACREDITE! Independente do tempo que você fuma ou do número de cigarros por dia, é possível se libertar desta dependência. Eu sou prova que é uma meta arrojada e atingível. Este depoimento é de livre e espontânea vontade. Abraço a todos.

❖ Marilene Lima, Marketing Digital,
está sem fumar desde 2022.

Marly Freitas

É com muita alegria e gratidão que escrevo esta mensagem. Meu nome é Marli Freitas e moro em Parauapebas, no Pará. Conheci a Dra. Andréa em abril de 2022, pelo Facebook. Eu fumava há 47 anos e já tinha tentado parar várias vezes, mas sempre voltava ao vício. Iniciei o tratamento e, no dia 12 de junho daquele mesmo ano, fumei o último cigarro. Graças ao acompanhamento da Dra. Andréa e à minha determinação, estou há dois anos sem fumar e me sinto muito bem. Que Deus continue abençoando-a nesta caminhada de ajudar as pessoas que, assim como eu, querem parar de fumar.

❖ Marly Freitas, Pará,
está sem fumar desde 2022.

Norilza Amorim

Em 2019, eu estava decidida que não aguentaria mais passar por certos constrangimentos a respeito do cigarro. Olhando no YouTube, vi a Dra. Andréa e vários relatos de pacientes. Desde então, passei a segui-la nas redes sociais e acompanhá-la nas lives. Confesso que demorei para dar o primeiro passo. Mas em 2020, decidi que não entraria o novo ano fumando. Embarquei e remei seguindo o método passo a passo. Hoje digo que foi a melhor decisão da minha vida. Já estou há 4 anos sem fumar e me sinto como se nunca havia fumado na vida. Acredite! Você tem o poder de mudar a sua história.

❖ Norilza Amorim, autônoma,
está sem fumar desde 2019.

Silvia Selvatici Borges

Fumei durante 30 anos. Na minha época, todos fumavam. Era chique! Diferente dos fumantes de hoje, nós não possuíamos informações, não tínhamos conhecimento dos danos irreparáveis que causávamos ao nosso organismo, também às pessoas que estavam à nossa volta.

Quando penso que posso ter causado algum mal a meus filhos, que eram fumantes passivos, sinto uma preocupação grande. Os remorsos são inúmeros, mas enquanto você não se conscientiza que precisa de ajuda, eles vêm e passam.

Uma tarde cheguei em casa e minha filha havia colocado cartazes sobre os malefícios do cigarro nas paredes da sala de TV. Fiquei muito envergonhada, pois ela era uma criança e, naquele momento, parecia estar sendo muito mais responsável do que eu.

Em outra ocasião, estava no meu trabalho (era diretora de uma escola), na minha sala. Com uma mão redigia ofícios e, com a outra, fumava. Nesse momento, entrou uma aluna da terceira série fundamental e, com os olhos arregalados, me disse: "Tia, você fuma? Não faça isso, eu não quero que você morra. Eu te amo muito!". Senti uma vontade de chorar e quase morri de vergonha.

O tempo passou, os filhos cresceram, casaram e naturalmente viriam os netos. Conhecendo-os bem, sabia que não iriam querer uma avó fumante para seus filhos.

Essa preocupação e mais um enfisema pulmonar me fizeram parar e pensar que realmente estava na hora de tomar uma decisão. Mas, para todo esse processo dar certo, é preciso muita determinação, ajuda e metas, sejam elas quais forem. Com muita disciplina e ajuda do tratamento, consegui atingir meus objetivos. Nos primeiros meses sonhava que estava fumando, sentia uma horrível decepção e pensava: "Que triste! Voltei a fumar!". Em seguida, acordava aliviada, percebendo que era apenas sonho.

Vantagens? Muitas! Hoje viajo, vou a qualquer lugar sem a preocupação horrível de "onde vou fumar?", não tenho mais cheiro de cigarro, consigo fazer muitos exercícios, pois meu fôlego melhorou muito, além de brincar bastante com os netos. Até me atrevo a dizer que fiquei mais bonita!

❖ Silvia Selvatici Borges, empresária,
está sem fumar desde 2004.

Sueli Aparecida de Souza

Fumei durante um período enorme de 26 anos. Sou adepta de exercício físico, academia, corrida, tudo que envolve exercícios físicos eu gosto muito e pratico todos os dias.

Mas chegou um momento na minha vida que começou a ficar complicado. Não conseguia mais treinar porque faltava ar. Foi aí que decidi procurar a Dra. Andréa para fazer o tratamento e, graças a Deus, desde 2006, estou livre do tabaco.

O que mudou na minha vida? Tudo! Tudo muda! Só o fato de você chegar a lugares como shoppings e restaurantes e poder ficar, sem se preocupar em fumar ou passar por uma situação constrangedora, já faz uma grande diferença na vida de quem fumava.

Uma vez fui a um restaurante e fui convidada a me retirar por causa do cigarro. A pessoa me disse: "Infelizmente não é mais permitido fumar aqui, vou ter que pedir para a senhora sair". E esse tipo de episódio me constrangia, me deixava mal quando acontecia perto da minha filha.

Mas, após parar de fumar, muita coisa mudou na minha vida, principalmente em relação à minha saúde, meu bem-estar melhorou muito, muito mesmo. A partir do momento que você decide parar de fumar e tem foco para fazer isso por um tratamento como esse, presencial ou on-line, é perfeito.

Foi a melhor coisa da minha vida. Eu me emociono quando me lembro desse momento porque achei que fosse sofrer, mas não teve sofrimento. Na época, nem eu conseguia acreditar, porque já tinha tentado parar sozinha várias vezes e não tinha conseguido. Foram tantas tentativas inválidas que me sentia até mesmo em trevas. No tratamento com a Dra. Andréa, foi perfeito! Não teve um dia que senti algum tipo de sofrimento. Sou muito grata a ela.

Trabalho na área da estética e atendo várias pessoas. Um dia, uma cliente desceu para fumar e perguntei a ela. "Seu namorado não reclama que você fume?". Ela me respondeu: "Ele reclama muito. Fala que, quando me beija, é como se estivesse lambendo um cinzeiro. Mas eu prefiro ficar sem ele do que ficar sem cigarro". Então, perguntei novamente: "Quer dizer que você gosta mais do cigarro do que do seu namorado?".

Hoje, quando saio de casa, é tão tranquilo. Posso vestir a roupa que quiser, pois sei que não vai ficar cheirando. Às vezes, é só chegar e guardar o casaco. Não precisa mais aquele trabalho todo só para tirar o cheiro. Sem esquecer de falar do hálito e dos dentes.

Meu marido também tinha sido fumante, mas parou antes de mim. E me falava que o sonho da vida dele era que eu parasse. Eu disse a ele que iria parar na minha hora, no meu tempo e avisei: "Não é porque você parou de fumar que vai ficar me cobrando. Senão a gente vai brigar".

Como meu marido trabalhava fora, quando voltava de viagem, sempre trazia pacotes de cigarro para mim.

Para avisá-lo que pararia de fumar, esperei ter certeza, estar com os pés no chão para decidir, para não ter uma recaída. Lembro que um dia cheguei nele e falei: "Eu consegui! Eu parei de fumar! Nunca mais vou fumar, você nunca mais vai sentir cheiro de cigarro em mim". Ele ficou felicíssimo e contou para todo mundo como eu parei de fumar. Para mim, foi uma glória parar de fumar. E eu quero passar isso para o mundo inteiro. Foi uma vitória. Sou muito grata à Dra. Andréa.

❖ Sueli Aparecida de Souza, profissional da área de estética, está sem fumar desde 2004.

Sou Wander de Alvarenga Bersan, moro em Itabira-MG, tenho 59 anos. Fui fumante por 42 anos. E estou há um ano sem cigarro. Graças a Deus, ao trabalho da magnífica Dra. Andréa e ao processo Bem-Estar Sem Fumar, um método sem abstinência e natural, hoje me sinto outro homem, com mais qualidade de vida.

❖ Wander de Alvarenga Bersan, Minas Gerais, está sem fumar desde 2023.